ズルいくらいに1年目を乗り切る看護技術

中山有香里

メディカ出版

はじめに

　このたびは、「ズルいくらいに1年目を乗り切る看護技術」を手に取ってくださり、誠にありがとうございます。

　この本はほかの看護技術本とは違い、看護師である私自身が臨床の現場で経験したことを踏まえて「新人看護師さんに最低限理解しておいてほしいこと。どういうときに、先輩にすぐに報告するべきなのか。そのとき、何が考えられるのか」ということを、本当に自分がプリセプターで1年生に説明するような気持ちで描（書）かせていただきました。

　自分自身がすごく要領の悪い新人看護師だったので、「新人看護師だったころの私がほしかった本」であり、「新人看護師さんを少しでも助けてあげられる本」というのが私のなかのテーマでした。

　実際に私の経験をもとに本書を描（書）かせていただきましたが、もしかするとこの本を読んでくださった人のなかには、「自分の病院と手技が違う」「物品もここに描かれているものとは違う」ということがあるかもしれません。今回紹介させていただいた内容は一例であるため、各施設で統一された実施方法に従うようにしてください（病院によって、本当に方法が違います……。ですが、患者さんへの注意点や観察点は同じなので本書を参考にしてみてくださいね）。

　また、薬剤の内容については2017年10月現在のものであり、今後情報が変わることがあるのでご了承ください。

　では、一緒に戦う気持ちで1年間頑張っていきましょう！

この本を通して、誰か一人でも、支えられますように！

中山有香里

ズルいくらいに1年目を乗り切る看護技術

COLUMN	確認!! 与薬の6Rとは	6

LESSON 1 バイタルサイン測定・SpO₂測定 … 7
- ～バイタルサイン測定、SpO₂測定とは？～ … 8
- ～基準値を知ろう～ … 9
- ～手順～ … 15
- こんなときはすぐに先輩に報告 … 19
- 先輩NSにきかれるポイント … 21

LESSON 2 採血 … 23
- ～血管の走行～ … 24
- ～手順～ … 25
- こんなときはすぐに先輩に報告 … 27
- 先輩NSにきかれるポイント … 30

LESSON 3 皮下注射・筋肉注射 … 31
- ～皮膚の構造～ … 32
- ～手順～ … 33
- こんなときはすぐに先輩に報告 … 39
- 先輩NSにきかれるポイント … 41

COLUMN	意識レベルの確認！JCS	42

LESSON 4 静脈注射・点滴静脈内注射 … 43
- ～静脈注射とは～ … 44
- ～静脈注射と点滴静脈内注射の違い～ … 44
- ～手順～ "静脈注射のとき" … 45
- こんなときはすぐに先輩に報告 … 48
- ～手順～ "点滴静脈内注射のとき" … 51
- 先輩NSにきかれるポイント … 65

LESSON 5 酸素投与 … 67
- ～手順（酸素ボンベからの酸素吸入）～ … 70
- ～酸素ボンベを使用しているときの観察点～ … 72
- こんなときはすぐに先輩に報告 … 72
- ～酸素ボンベを片付ける場合～ … 73
- ～酸素ボンベの管理～ … 73
- ～中央配管について～ … 74
- ～酸素投与器具の種類・特徴～ … 75
- ～手順（中央配管からの酸素吸入）～ … 77
- こんなときはすぐに先輩に報告 … 80
- 先輩NSにきかれるポイント … 81

LESSON 6 口鼻腔吸引 ... 83
- ～口腔・鼻腔吸引が必要な患者さんとは？～ ... 84
- ～口腔と鼻腔の構造～ ... 84
- ～吸引器本体～ ... 84
- ～手順～ ... 85
- こんなときはすぐに先輩に報告 ... 88
- 先輩 NS にきかれるポイント ... 90

LESSON 7 血糖測定 ... 91
- ～まず、血糖値について～ ... 92
- ～血糖値が高いとき～ ... 93
- ～血糖値が低いとき～ ... 93
- ～手順～ ... 94
- こんなときはすぐに先輩に報告 ... 99
- 先輩 NS にきかれるポイント ... 100

LESSON 8 インスリン注射 ... 101
- ～インスリン注射とは？～ ... 102
- ～手順～ ... 106
- こんなときはすぐに先輩に報告 ... 112
- 先輩 NS にきかれるポイント ... 113

COLUMN パッと確認できる 12 誘導 ... 114
COLUMN パッと確認できるモニター心電図 ... 115

LESSON 9 一時的導尿と膀胱留置カテーテル ... 117
- ～手順～ "一時的導尿のとき" ... 120
- ～手順～ "膀胱留置カテーテルの場合" ... 128
- こんなときはすぐに先輩に報告 ... 136
- 先輩 NS にきかれるポイント ... 137

LESSON 10 輸液ポンプ・シリンジポンプ ... 139
- ～輸液ポンプ、シリンジポンプとは何か？～ ... 140
- ～どんなときに使用するのか～ ... 140
- ～手順～ "輸液ポンプを使用するとき" ... 141
- ～輸液ポンプのアラーム対応～ ... 149
- ～輸液バッグを交換するとき～ ... 150
- ～手順～ "シリンジポンプを使用するとき" ... 151
- ～シリンジポンプのアラーム対応～ ... 158
- ～シリンジポンプを交換するとき～ ... 160
- こんなときはすぐに先輩に報告 ... 160
- 先輩 NS にきかれるポイント ... 161

LESSON 11 浣腸 ... 163
- ～グリセリン浣腸とは？～ ... 164
- ～浣腸の禁忌～ ... 164
- ～怒責の禁忌～ ... 165
- ～手順～ ... 165
- こんなときはすぐに先輩に報告 ... 168
- 先輩 NS にきかれるポイント ... 170

📄 COLUMN

確認!! 与薬の 6Rとは

「Right」(正しい)の"R"

頭に入れておこう!!

以前は5Rだったけれど、今は6Rだよ!

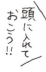
名前は○○△△です

① 正しい患者か (Right patient)

←ネームバンド

② 正しい薬剤か (Right drug)

③ 正しい目的か (Right purpose)

何でこの薬を投与するの？
把握してね

④ 正しい用量か (Right dose)

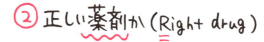
単位もあってる!?

⑤ 正しい用法か (Right route)

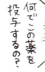
投与方法のことだね!

⑥ 正しい時間か (Right time)

日付と時間

6Rは何回確認してもいいくらい…!!
準備前・投与前は必ず確認

☆ 与薬の前には必ず Wチェック!!
声だし、指さし確認を必ず行う

LESSON 1

バイタルサイン測定 SpO₂測定

すべてはここから始まる…

準備物品

- ☐ 体温計
- ☐ 時計（もしくはストップウォッチ）
- ☐ アルコール綿
- ☐ メモ帳、ペン
- ☐ 血圧計
- ☐ 聴診器
- ☐ パルスオキシメーター

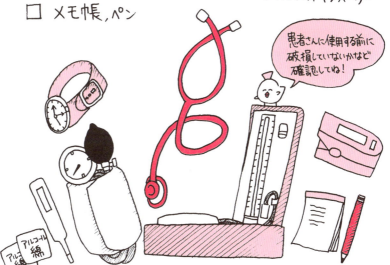

患者さんに使用する前に破損していないかなど確認してね！

救急カートってどこだ!?

普段の患者さんのバイタルサインの把握や救急カートの位置や救急カートの中身も知っておこう！

〜バイタルサイン測定, SpO2測定とは?〜

❀ バイタルサインって何…?

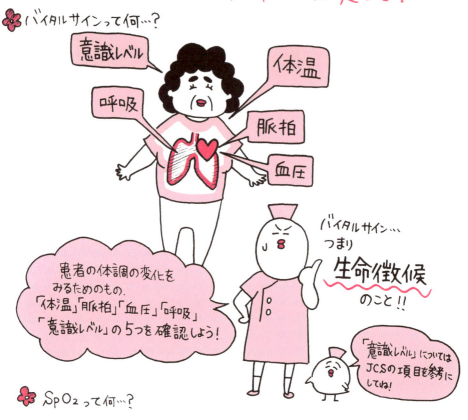

バイタルサイン… つまり **生命徴候** のこと!!

患者の体調の変化をみるためのもの。「体温」「脈拍」「血圧」「呼吸」「意識レベル」の5つを確認しよう!

「意識レベル」についてはJCSの項目を参考にしてね!

❀ SpO2って何…?

SpO2 =「経皮的動脈血酸素飽和度」のこと

☆ もっと簡単にいうと…血液中にどれくらい酸素が含まれているかを、測定器を指先に挟むなどして、非侵襲的に測定することができるもの

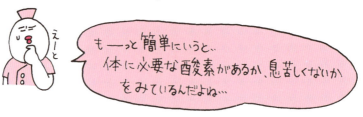

もーっと簡単にいうと…体に必要な酸素があるか、息苦しくないかをみているんだよね…

〜基準値を知ろう〜

▷ 体温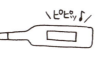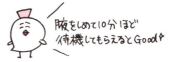

腋をしめて10分ほど待機してもらえるとGood♪

一般には測定しやすい腋窩や口腔、直腸内の温度を測定する（今回は腋窩について説明します！）

麻痺側は血流が悪くなるから、健側より少し体温が低くなる可能性があるよ♪

〜水銀体温計〜　ガラス製なのと、水銀を使っているので扱い注意!!

デジタル体温計だけじゃないよ

- 使用前に破損、水銀の漏れがないか確認する
- 測定前、水銀計が35℃以下になっているか確認

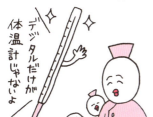

35℃以下に戻すときは破損しないように人さし指で水銀槽部を保護するように持って腕を軽く上下に振る（ぶつけないように！）

☆水銀体温計は10〜15分かかります♪

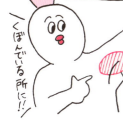

くぼんでいる所に!!

☆体温計は先端を腋窩動脈の真下にあてる（腋窩腔最深部にあてる）
☆体軸に対して30°の角度であてる
ー腋窩動脈

▷ 脈拍

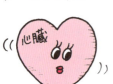

心拍数は実際に心臓の拍動を電気的にとらえたもの。心電図をつけないと測定できない。心拍数と脈拍はズレることがある！

"心拍数"はまた違うよ〜

- 左心室から血液を送り出すときに血管内圧を変動させるが、脈拍はその圧力の変動が末梢の動脈で触知されるもの

つまり、循環動態をみるためのもの

「頻脈」…100回/分以上の心拍
　↳ 発熱, 貧血, 心疾患, 低酸素状態 など

「徐脈」…50回/分未満の心拍
　↳ 不整脈, 心疾患 など

親指は触知しにくいよ…

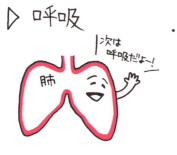

脈拍を…感じろ…

- 看護師の人さし指, 中指, 薬指を2〜3本使って動脈にあてて1分間カウントする

不整脈がなかったら15秒間測定×4/分
不整脈があれば1分間しっかり測定

▷ 呼吸

次は呼吸だよ〜！

肺

- 肺のガス交換が正常に行われているかを呼吸回数や呼吸の深さ、リズム、呼吸音や胸郭の動きを観察して判断する

・呼吸の観察ポイント

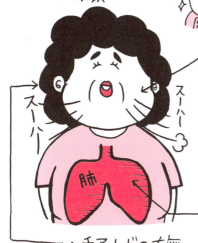

チェックポイント!!

・呼吸回数
（成人：15～20回/分　幼児：25～30回/分
乳児：30～35回/分　新生児：35～40回/分）

・呼吸リズム（頻呼吸、徐呼吸など）

・呼吸パターン（チェーン・ストークス呼吸や
　　　　　　　　ビオー呼吸など）

・呼吸音（左右差もみる）

・チアノーゼの有無
・咳、痰の有無
・息苦しさの有無

☆異常呼吸音とは…?

【断続性ラ音】

よく「ラ音」とかきくけど…

まず「ラ音」って何!?
ってなるよね…
肺聴診のときに肺炎など、異常があった場合に聞こえる雑音のことだよ!

細かい　　　粗い

捻髪音　　　水泡音
（チリチリ、パリパリ）　（バリバリと捻髪音より低音）

・間質性肺炎　　・肺水腫、細菌性肺炎
・肺気腫など　　・慢性気管支炎など

捻髪音は耳元で髪を捻った音

現場では「湿性」か「乾性」かの肺雑音を聞き分けることが多いよ!

・「湿性」→痰がからむような音
・「乾性」→痰がないような音

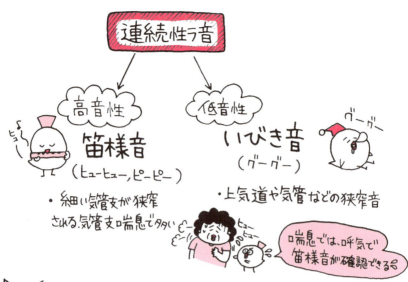

▷ 血圧

- 血圧とは、心臓のポンプ作用で生じる動脈の血管壁に加わる圧力のこと

血圧の基準値

かなりおおまかに分類すると…

	収縮期血圧	拡張期血圧
正常血圧	<130	<85
高血圧	>140	>90
低血圧	<100	<60

血圧の左右差（収縮期で15mmHg以上）があると、大動脈解離や高安病を疑う

☆ 正常血圧と高血圧の間の値は、「正常高値血圧」と分類され、生活の見なおしなどが必要になる

☆ **高血圧**…血管への圧が高くなっている状態
脳卒中、心筋梗塞、腎不全などのリスクがある!!

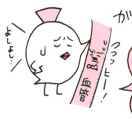

高血圧は血管への負担が大きいから血圧が高くなりすぎると血管が破れて出血したり、硬くなったりしてしまうよ

☆ **低血圧**…血圧が低くなりすぎると、全身に十分な血液が供給されにくくなる

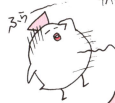

☆ 起立性低血圧など、急激に生じた低血圧は、めまい、ふらつきや顔面蒼白、ひどい場合は意識消失を引き起こすが、多くは一時的なもの

出血や感染症など、ショック症状として低血圧が生じることがあるが、全身に十分な血液が行き渡らなくなる **緊急事態** である!! すぐにDrコール!

▷ **SpO2測定**

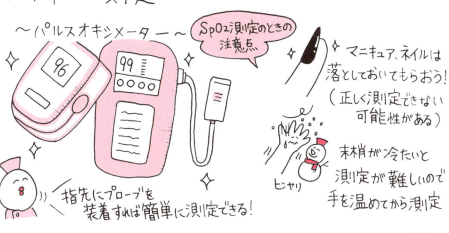

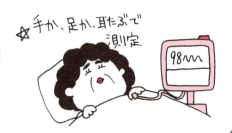

☆ 手か、足か、耳たぶで測定

持続的にSpO2測定が必要な患者さんは、粘着テープ型のSpO2プローブがある

長時間つけているものだから、不快にならないように注意!!

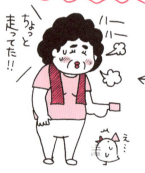

適宜、プローブを巻いている指の状態やコードの位置も観察して、コードがひっかかったりしていないかみてね!

手浴とかしてね…

SpO2プローブを巻いてる指もキレイに保清してあげてね♡

☆ きつく巻きすぎると、皮膚トラブルを起こしたり苦痛を訴えやすい

☆ ゆるく巻くと、正確に測定できないし、外れやすくなってしまう

☆ SpO2の基準値は96%以上

(90%未満で呼吸不全を疑う)

ちょっと走ってた!! ハーハー

← 食事、入浴や運動などの労作後にSpO2が変動して正確に測定できないこともある
安静にしてもらい、脈拍が正常に戻ったらSpO2を測定する

☆ 患者さんによっては、労作時のSpO2の変動を測定することがある (6分間歩行テストやトレッドミル検査など)

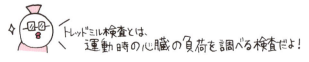

トレッドミル検査とは、運動時の心臓の負荷を調べる検査だよ!

〜手順〜

① 患者さんに体温や血圧を測定することを伝え安静にしてもらう

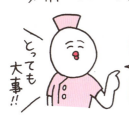

患者さんの日々のバイタルサインの変動や、熱や呼吸など注意する点は事前にカルテから情報をひろって頭に入れておこう!!

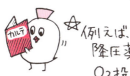

例えば、降圧薬内服開始になった人の血圧の変化やO2投与開始した人の呼吸状態とかね…

② 体温計を取り出しデジタル表示部にマークが出ているか確認し腋窩に挟んでもらう

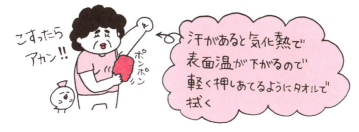

汗があると気化熱で表面温が下がるので軽く押しあてるようにタオルで拭く

③ アラーム音が鳴った後、体温計を取り出し数値を読み取ってからアルコール綿で拭いてケースに戻す

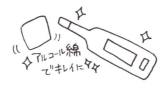
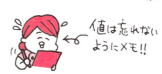

④ 看護師の人さし指、中指、薬指を患者さんの橈骨動脈に軽くあてて脈拍の測定を開始する

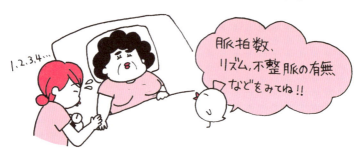

⑤ 呼吸を測定することを、患者さんに意識させないように胸腹部の動きをみて、1分間の呼吸回数を測定する

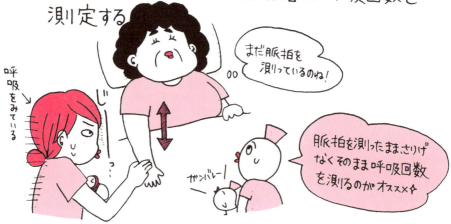

⑥ 呼吸音を聴診する
☆ 前胸部と背部
肺のどの部分に異常があるのか、はしご状に下に向かって聴診する

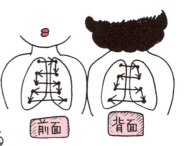

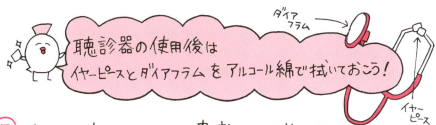

聴診器の使用後はイヤーピースとダイアフラムをアルコール綿で拭いておこう！

⑦ 血圧測定を行うことを患者さんに説明し、衣類のそでを上腕部が出るくらいまで、まくってもらい手を伸ばして楽にしてもらう

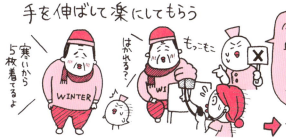

分厚い服の上にマンジェットを巻くと血圧が高めに出る。また、まくり上げることで血管をしめつけてしまい、血圧が変動してしまう可能性がある

→ できれば脱いでもらうほうが良い

⑧ 上腕を心臓と同じ高さにし、マンジェットのゴム嚢の中心が上腕動脈になるように肘関節から2cmほど上にあてる

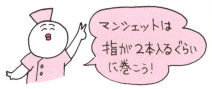

マンジェットは指が2本入るぐらいに巻こう！

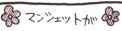

マンジェットが
・ゆるい → 血圧高くなる（↑）
・きつい → 血圧低くなる（↓）

⑨ 触診で上腕動脈の位置を確かめ、聴診器をあてる

⑩ 橈骨動脈上で脈に触れ、マンジェットを加圧しながら脈が消失する点より20〜30mmHg加えた数値まで圧を上げる

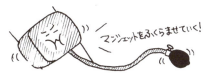

マンジェットをふくらませていく！

☆水銀血圧計のときは、コックをあけておこう！

⑪ 静かにゆっくりとマンジェットの空気を出し（2〜4mmHg/秒くらいで下げていく）はじめに血管音が聞こえたときの示度を読み最高血圧とする

⑫ さらに徐々に脱気し、血管音が聞こえなくなった示度を読み最低血圧とする

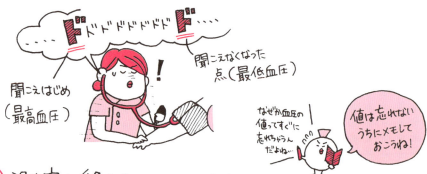

⑬ 測定が終わるとマンジェットを取り除き、カフの空気を抜いてケースに収める

⑭ 血圧測定が終わったことを伝え、SpO₂測定を行う

⑮ 患者さんに終わったことを伝え退室、報告・記録を行う

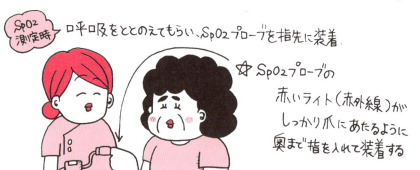

こんなときはすぐに先輩に報告

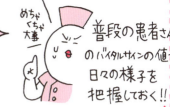
めちゃくちゃ大事
普段の患者さんのバイタルサインの値や日々の様子を把握しておく!!

○ **体温が高い（発熱）**

→ 全身状態を観察し、冷罨法を行う
（悪寒があるときは温かくする）発熱時の指示があるかを確認し、解熱薬を持っていく前に先輩に報告する

○ **体温が低い（35℃以下の低体温）**

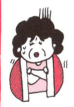

→ すぐに血圧や脈拍などのバイタルサイン測定を行う！
不整脈や徐脈、呼吸状態や意識障害の有無などを確認し先輩に報告！
体を温めることが大事なので布団や電気毛布、温罨法を使って加温に努める

○ **頻脈の出現**

→ バイタルサイン測定、不整脈がないか、全身状態を観察
運動後などの一時的な頻脈であれば、安静にしてもらい再検する
患者さんには安静にしてもらい、心電図などをとる可能性も考えながら、先輩に報告

次ページに続く

○ 徐脈の出現

☆ 急変時はすぐに処置ができるように救急カートを準備!!

→ すぐに全身状態の異常、意識レベルを確認! 患者さんには安静にしてもらい心電図をとる可能性も考えながら、すぐに先輩に報告する

○ 高血圧 (血圧が異常に上昇している)

→ 安静を促し、全身状態を観察。意識障害、冷汗、呼吸状態、吐き気、嘔吐、動悸の有無など随伴症状がないか確認し、すぐに先輩に報告する

脳梗塞や脳出血の場合、血圧が上昇するので麻痺がないかもチェックできているとGreat!

○ 低血圧 (血圧が異常に低下している)

→ 安静を促し、全身状態を観察。ベッドはフラットにする 意識障害、ショック症状がないか、冷汗、不整脈、吐き気、嘔吐などがないか確認し、すぐに先輩に報告する

○ SpO₂ が低い

→ 安静を促し呼吸を整えてもらいながら再検 呼吸状態、肺音、呼吸苦の有無、痰の有無など、全身状態を観察する! O₂投与している場合は、問題なくO₂を吸えているか確認。痰吸引が必要そうであれば行い SpO₂ の変化をみて先輩に報告 (吸引を一人でまだできない場合は、すぐ先輩を呼ぶ)

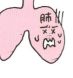

これが一番大切!

緊急性が高いと思ったときは離れずナースコールする!!!

先輩NSにきかれるポイント

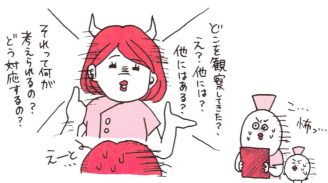

 ① 血圧計のマンジェットを巻くときに注意しないといけない患者さんは？

A. シャントや麻痺側、乳房リンパ節郭清術を行った側の腕、輸液ルートキープ側は避ける

 ② 血圧って腕でしか測定できないの？

A. 足でも測定できる（後脛骨動脈、足背動脈）

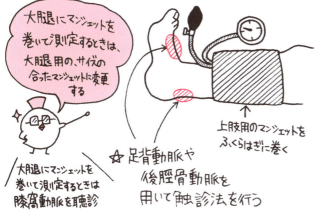

大腿にマンジェットを巻いて測定するときは、大腿用の、サイズの合ったマンジェットに変更する

上肢用のマンジェットをふくらはぎに巻く

☆ 足背動脈や後脛骨動脈を用いて触診法を行う

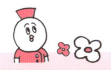

大腿にマンジェットを巻いて測定するときは膝窩動脈を聴診

上肢で使用するマンジェットで下肢の血圧測定を行うと、上肢での測定値より10～40mmHgほど高く出やすい。

※下肢血圧のほうが低い場合には、ASO（閉塞性動脈硬化症）など下肢血管に狭窄がある可能性あり。

Q3 血圧を測るとき心臓と同じ高さにしないとどうなるの?

A. 心臓より高いと血圧は低くなり、心臓より低くすると高くなる

Q4 脈拍って橈骨動脈以外に触れる所は？

A. 尺骨動脈、上腕動脈、浅側頭動脈、総頸動脈、大腿動脈、膝窩動脈、後脛骨動脈、足背動脈

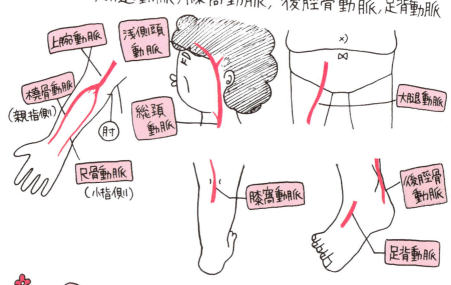

Q5 バイタルサイン測定で異常があって、ドクターコールした患者さん。経過観察の指示だったけれど、その後の看護は？

再度測定して、どうだったのか報告&記録してね！

A. 全身状態の観察や声かけを小マメに行う。様子をみながらバイタルサイン測定を再度行う。

LESSON 2 採血

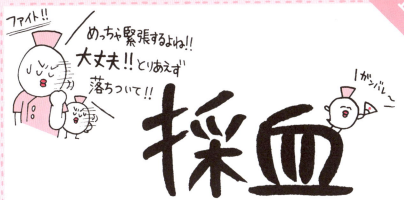

※アルコール綿不可の人は殺菌消毒綿などを使用

準備物品

- ☐ トレイ
- ☐ 針廃棄BOX
- ☐ ゴミ袋
- ☐ 採血用ホルダー
- ☐ 止血用テープ
- ☐ アルコール綿
- ☐ 採血針（21,22G）
- ☐ 採血用枕（必要時）
- ☐ 真空採血管
- ☐ 処置用防水布
- ☐ 駆血帯
- ☐ 手袋

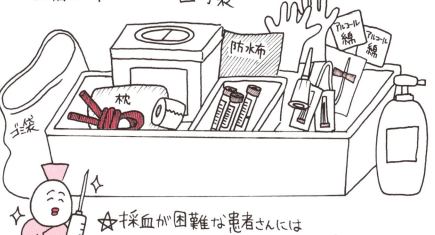

☆採血が困難な患者さんにはシリンジや翼状針の使用を考慮して持っていく

～血管の走行～ 弾力がしっかりある血管を探そう!

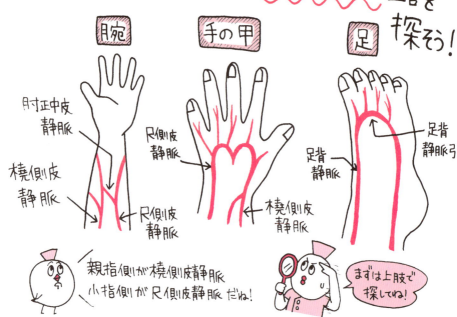

☆めっちゃ血管のわかる人もいれば、ほとんど目視でわからない人もいっぱい…けど血管のよくわかるポイントはある!! 大丈夫!!

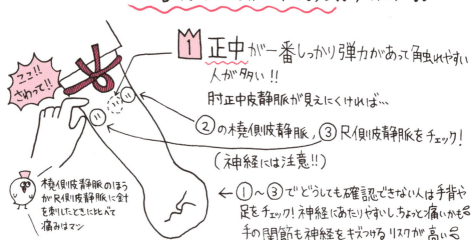

1. 正中が一番しっかり弾力があって触れやすい人が多い!!
肘正中皮静脈が見えにくければ…
②の橈側皮静脈、③尺側皮静脈をチェック!
(神経には注意!!)

← ①〜③でどうしても確認できない人は手背や足をチェック! 神経にあたりやすいし、ちょっと痛いかも😢 手の関節も神経をキズつけるリスクが高い😢

〜手順〜

① 患者さんに採血を行うことを説明し、患者氏名と採血管を確認！患者さんに名乗ってもらう

とにかくここ大事！

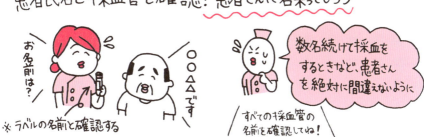

② 必要物品を用意する

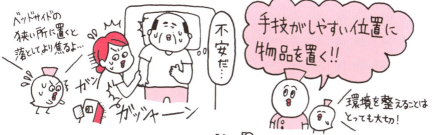

手技がしやすい位置に物品を置く!!

環境を整えることはとっても大切！

③ 手指消毒を行う

④ 安楽な体位をとってもらう

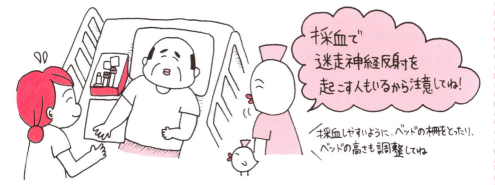

採血で迷走神経反射を起こす人もいるから注意してね！

採血しやすいように、ベッドの柵をとったり、ベッドの高さも調整してね

⑤ 穿刺部位を確かめ、必要時は採血用枕と処置用防水布を敷く

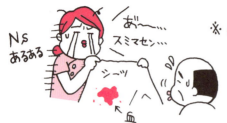

※ 処置用防水布を敷き忘れると、シーツ交換が必要になってしまうこともあるので注意…

⑥ 血管の走行、太さを見たり指で触れて採血部分を選択する

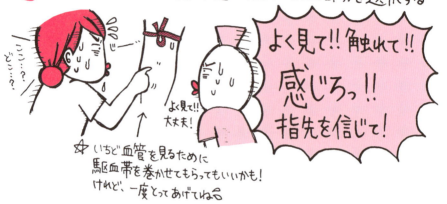

☆ いちど血管を見るために駆血帯を巻かせてもらってもいいかも！けれど、一度とってあげてね

⑦ 採血針を選びホルダーにセットする

⑧ 駆血帯を巻く

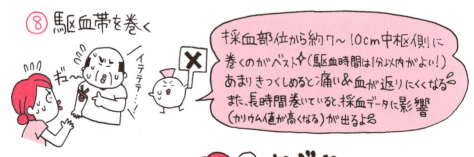

採血部位から約7〜10cm中枢側に巻くのがベスト☆（駆血時間は1分以内がよい！）あまりきつくしめると痛い＆血が返りにくくなる。また、長時間巻いていると、採血データに影響（カリウム値が高くなる）が出るよ

⑨ 手袋を装着する

⑩ 採血部位の消毒

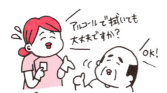

「アルコールで拭いても大丈夫ですか？」「OK!」

- アルコールでかぶれたりしないか患者さんに確認（カルテに記載がないかも事前に確認）

中心から外側に円を描くように消毒
拭いてから完全に乾燥するまで待つ
（十分な消毒効果を得るため）

⑪ いよいよ… 採血を行う!!

「患者さんに親指を中にして手をグーにしてもらうと血管が怒張しやすいよ」
必ず患者さんへ声かけ!!

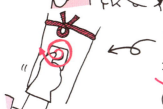

- 大切
- ☆ 皮膚を引いて伸展させる！（血管固定！）
- 3cmほど手前を伸展させる
- 針の切り口は上！

- ☆ 利き手でホルダーをつまむように持つ（しっかり持って固定!!）
- ☆ 皮膚との角度が **15〜20°の角度!!!**
- 刺したい血管の1cmほど手前から穿刺する
- ホルダーの固定と真空採血管への血液の流入確認！

こんなときはすぐに先輩に報告

- 穿刺時、強いしびれの出現、手に力が入らないとき
  → 神経損傷の可能性あり、すぐに抜去し報告
- 穿刺後、気分不良の訴え → 迷走神経反射の可能性あり、安楽な体位をとり、バイタルサインを測定し報告

⑫ 必要な採血がとれたのち、ただちに採血管を真っすぐ
ホルダーから抜く

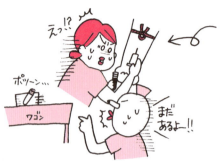

数本スピッツがある患者さんもいる
から、次々とスピッツを換えられるよう
な配置に物を置いておく！
遠いと取れない……けれど手ははなせない……
地獄…‼

⑬ 必要量がすべてとれたら、手を緩めてもらい、駆血帯を外す

⑭ 軽く絞ったアルコール綿をあてた状態で針を抜く
（絞らないと、血がとまりにくい◎）

針を抜くときも必ず声かけてね
針を抜いてすぐに圧迫する！

⑮ アルコール綿でしばらく圧迫し、止血確認後、テープや
ばんそうこうを貼る

抗凝固薬を投与していると止血しにくいので注意！
圧迫し、もまない！
←テープは採血前に切っておくと便利♡

⑯ 患者さんに終わったことを説明する

⑰ 針はリキャップせずに針廃棄BOXに捨てる（ホルダーは感染性ゴミ）

⑱ 手袋を外して手指消毒を行う

⑲ 抗凝固剤入りのスピッツは採血後5回以上緩やか
に転倒混和する

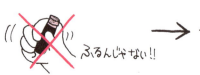

ふるんじゃない‼
上下を逆にして5回くらい混ぜる！やさしく‼︎

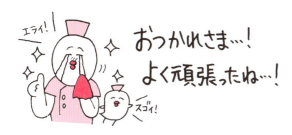

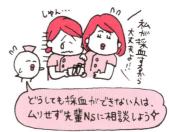

補足

※ もし翼状針で2mLの採血を1本だけとる…とかだと、翼状針のルート内に血が残ってしまって、かんじんのスピッツに少量しか入らないので注意!!!

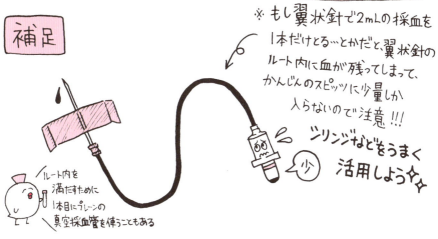

シリンジなどをうまく活用しよう☆

真空採血管の採血の順番

メーカーや各施設で採血順が決まっているところもあるので確認してね!

① 生化学
② 止血・凝固系
③ 末血, 血糖
④ その他

☆凝固検査用スピッツだけは規定量が決まっており、多すぎても少なすぎてもダメ!

ラインのあるスピッツはラインまでしっかり採血する

凝固検査用以外のスピッツは多少過不足があってもOK!

シリンジを使って採血する場合、あらかじめ何mL採血する必要があるのか把握しておく☆

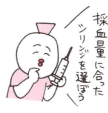

採血量に合ったシリンジを選ぼう

先輩Nsにきかれるポイント

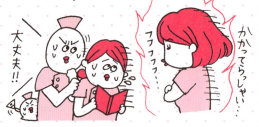

Q1 採血で腕を選択するときに避けるべき点は？

A. シャント側、麻痺側、乳房リンパ節郭清術を行った側の腕、輸液ルートキープ側、関節部分、血腫や感染のある部位は避ける

Q2 神経損傷で気をつける所は？

A. 肘内側と手関節付近は神経損傷のリスクが高い

ちなみに…針は深く刺しすぎると神経にあたる危険がある❣

Q3 採血のときに患者さんが「(電気が走ったように)痛い!」って言ったらどうするの？

A. 直ちに抜去する(神経損傷の可能性があるため)

Q4 どのスピッツからとるの？理由は？

A. 基本生化学検査用が先。抗凝固剤が入っている採血管を先にとるとデータを左右することがあるから。抗凝固剤の入っていないものを先にとる

Q5 血管が出ないときはどうするの？

A. 血管が出にくい場合、駆血後静脈を末梢から中枢にかけてマッサージ。採血部分を軽く叩く、温罨法で局所の皮膚温を上昇させて血管拡張させるなどの方法がある

この向きにね!

皮下注射 筋肉注射

LESSON3

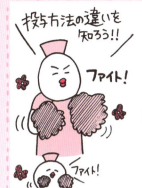

投与方法の違いを知ろう!!
ファイト!
ファイト!

準備物品

- ☐ トレイ
- ☐ 針廃棄BOX
- ☐ 手袋
- ☐ アルコール綿（アルコール綿不可の人は殺菌消毒綿などを使用）
- ☐ 止血用テープ
- ☐ ゴミ袋
- ☐ 指示された注射薬

便利♡
小さいタイプのばんそうこうもあるよ!

サイズの合ったシリンジ＋投与に適したサイズの針をつけて用意!

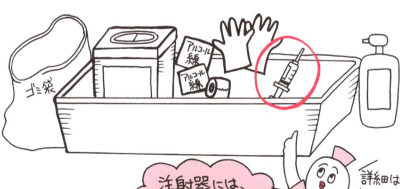

注射器には、投与方法に適した針をつけて準備する!

詳細は次ページから説明するね!

～皮膚の構造～

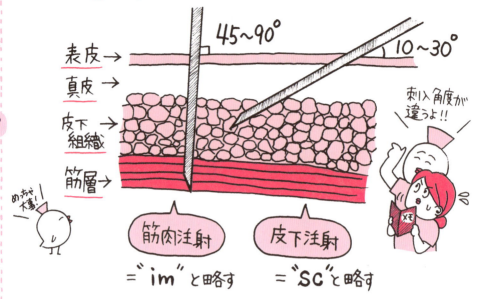

～皮下注射と筋肉注射の適応～

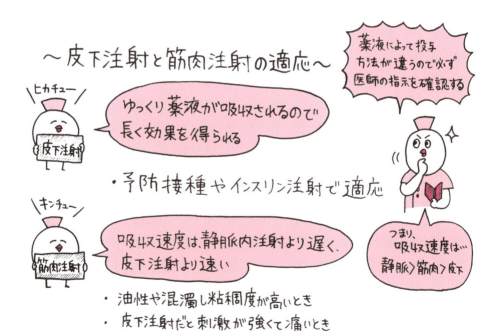

〜手順〜

① 患者氏名と薬剤名、薬剤量、日時、与薬方法を
カルテと処方せんで確認（Wチェック！）

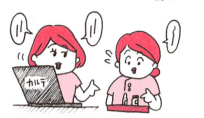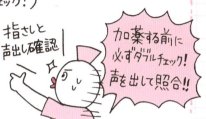

指さしと声出し確認

加薬する前に必ず"ダブルチェック"！声を出して照合!!

② 手指消毒を行い、手袋を装着　がんばるぞ〜

③ 薬剤を吸う

[アンプル編]
A 頭部の薬液を下に落とす

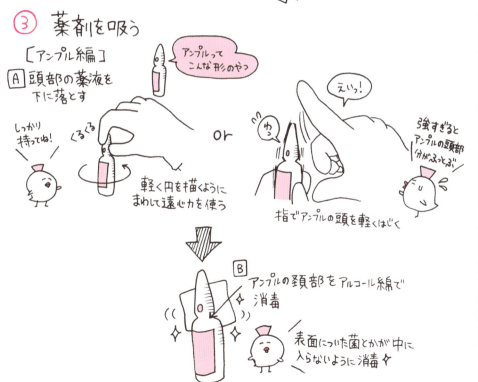

アンプルってこんな形のやつ

しっかり持ってね！
くるくる
軽く円を描くようにまわして遠心力を使う

or

えいっ！
ゆ
指でアンプルの頭を軽くはじく
強すぎるとアンプルの頭部がかぶっとぶ

B アンプルの頸部をアルコール綿で消毒
表面についた菌とかが中に入らないように消毒

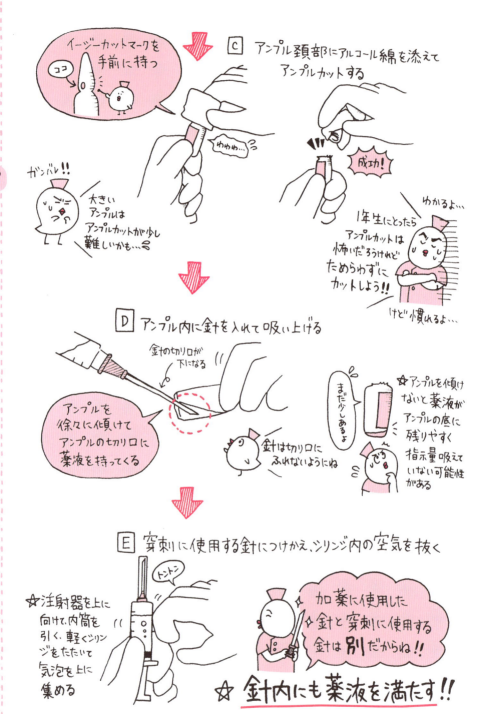

〔バイアル編〕

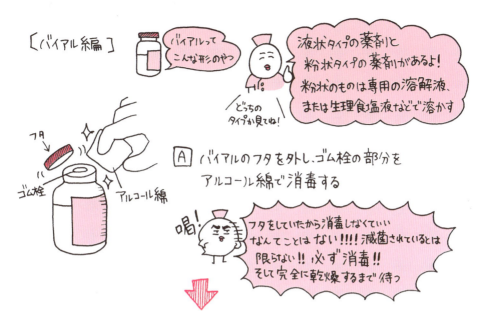

A バイアルのフタを外し、ゴム栓の部分をアルコール綿で消毒する

B 注射針をゴム栓に垂直に刺し、バイアル内に空気を入れる

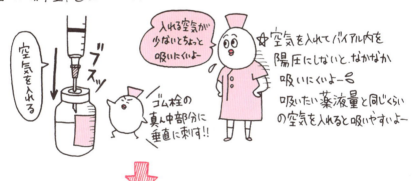

C バイアルを上にして必要な薬液量を吸う

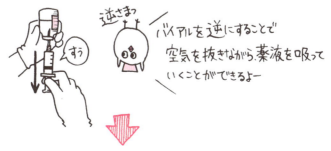

③ 必要な薬液量が吸えたら、穿刺用の針に変えて
シリンジ内の空気を抜き、針先まで薬液を満たす

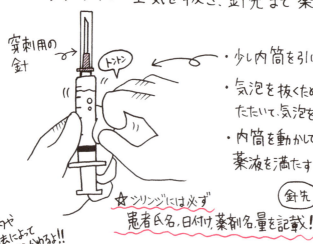

穿刺用の針
トントン

・少し内筒を引いて空気を入れる
・気泡を抜くために軽くシリンジを
　たたいて、気泡を上に集める
・内筒を動かして、穿刺用の針先に
　薬液を満たす

針先 → 針先を見て、薬液が満ちているかチェック

☆シリンジには必ず患者氏名、日付、薬剤名、量を記載!

☆投与目的や投与方法によって針の選択がかわるよ!!

さあ、薬液が吸えたら穿刺用の針に変えるのだけれど…

皮下注射 … 23G〜27G （おもに <u>26G</u>）
筋肉注射 … 21G〜23G （おもに <u>23G</u>）

／注射針はG(ゲージ)数が小さいほど針が太い(外径が大きい)＼

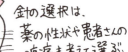

うーん

針の選択は、薬の性状や患者さんの疼痛も考えて選ぶ。
ムズカシイよね…

④ 必要物品を持って患者さんのもとへ行き、注射を行う
　ことを説明する

絶対確認!!

・注射前の患者さんの全身状態の観察!
・薬剤と患者さんの認証を確認!
・アレルギーがないか確認!

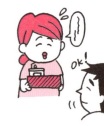

OK!

⑤ プライバシー保護のため、カーテンを閉め手指消毒・手袋装着

⑥ 穿刺部位の選択．体位を整え穿刺部位を露出させる

穿刺部位について

皮下注射も筋肉注射も、毎回同じ場所に注射するのは避けてね〜（硬結したりする…）

皮下注射

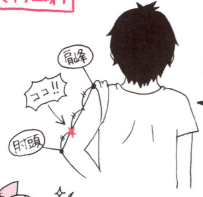

肩峰
ココ!!
肘頭

☆肩峰と肘頭を結ぶ線上の下 1/3 の位置！

☆上腕に走行している
腋窩神経と橈骨神経があるため
注意!! 神経を避けるために肩峰と肘頭を結ぶ線上の下方 1/3 の位置をしっかり守ろうね！

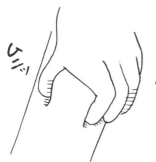

つまんでみてね

皮下注射には **5mm以上** の皮下組織が必要!!
注射部位の皮膚をつまんで厚みをチェック!!

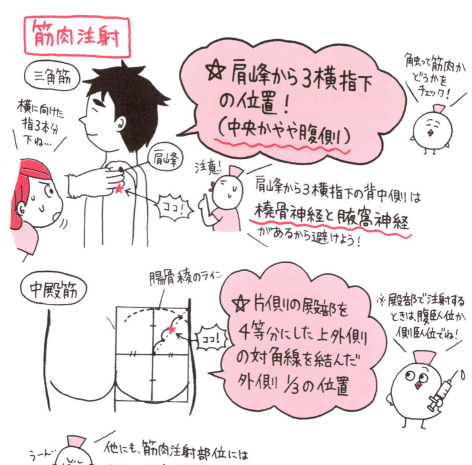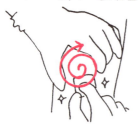

⑧ 穿刺する

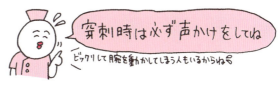
穿刺時は必ず声かけをしてね
ビックリして腕を動かしてしまう人もいるからね

皮下注射

皮膚を広くつまむ

10～30°の角度で穿刺!

指を患者さんの腕にあてて、シリンジを安定させる☆

- 注射器の中に空気が残っていないか確認（必要時Air抜き=3）
- 消毒した部分に触れないように皮膚をつまむ
- 刺入角度は <u>10～30°程度</u> で針は 2/3 ほど穿刺する

手はフラフラしないように!!
しっかり手を保持してね!!

 と 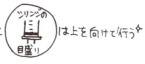 は上を向けて行う☆

筋肉注射

軽く伸展させる

90°の角度で穿刺

小指を腕にあてるとシリンジが安定するよ!

- 注射器の中に空気が残っていないか確認（必要時Air抜き=3）
- 消毒した部分に触れないように皮膚を軽く伸展させる
- 刺入角度は <u>90°</u> で針は 2/3 ほど穿刺する（体格によって深さは変わる☆）

こんなときはすぐに先輩に報告

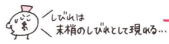
しびれは末梢のしびれとして現れる…

- 皮下注射や筋肉注射の際、「痛み」や「しびれ」の訴えがあった
  → 神経損傷の可能性あり！すぐに抜針し報告する

ビリッとする痛み

⑨ 逆血がないか確認　　皮下注射

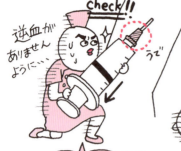

逆血がありませんように……

check!!

うで

☆ シリンジをしっかり固定し、少しシリンジを引いて逆血がないか確認!!

逆血があったら「血管内」に入っているということだからね◦◦抜針し、注射部位を変えないといけなくなるよー

シリンジを引いたとき少し抵抗があって血が返ってこなければOK!

⑩ 薬液をゆっくり注入する

ゆっくり入れてねー!!

わっ!!　わっ!?

ブシュ!!

☆ 筋肉注射のときシリンジと針の接続がゆるかったり、薬液を早く入れようと力を入れると、圧がかかって、針基が外れてしまうこともあるよ!!（作者はよくやった…）

ゆっくり入れると薬が拡散されやすいし、痛みもマシだよー!

止血状態をみてばんそうこうを貼る

筋肉注射後は、「もまない」で指導している病院もある…

⑪ 抜針し、アルコール綿をあてる。筋肉注射は軽くもむ

（例）
※ アタラックス®-P
注射薬は
筋肉注射後に
もまない!
（皮下、皮内に漏れると壊死や皮膚潰瘍などの原因になる）

※ リキャップはダメ!!

☆ 皮下注射はゆっくり吸収することを期待しているので、もまなくてよし!!

☆ 筋肉注射は、もむことで薬液の浸透や吸収の促進をはかっている（※薬剤によってはもんではいけないものもある!）

※ コロナウイルス修飾ウリジンRNAワクチンも **もまない!**

⑫ 患者さんに終了したことを告げ、片付け、全身状態の観察を行い退室

先輩NSにきかれるポイント

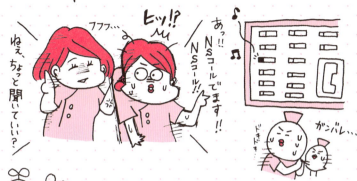

Q1 皮下注射ってどこに、どれくらいの角度で注射するの?

A. 血管や神経の少ない皮下組織が5mm以上の部位を選ぶ。上腕では、肩峰と肘頭を結ぶラインの下1/3の位置を選択することが多い。
角度は、10〜30°ほどで針は2/3刺入する

Q2 筋肉注射ってどこに、どれくらいの角度で注射するの?

A. 血管、神経の少ない筋肉が厚い部位を選ぶ。
肩峰から3横指下の三角筋や中殿筋(殿部)を選択する。角度は90°ほどで針は2/3刺入する

Q3 皮下注射、筋肉注射時に気をつけることは?

A. 穿刺時、神経損傷を起こしていないか注意が必要。
また注射時薬液が血管に入っていないか逆血の有無で確認する。注射後、患者さんの全身状態に変化がないかを観察する。

毎回同じ場所に注射しないでね!

41

COLUMN

意識レベルの確認！ JCS

JCSとGCSがあるけれど臨床でよく使用するJCSを説明します♪

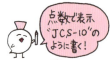
じゃぱん こーま すけーる！
点数で表示 "JCS-10"のように書く！

約束!!
意識レベルが低下していると思ったらすぐに応援を呼ぶんだよ!!

▷ JCS（ジャパン・コーマ・スケール）

> 🌸 見当識とは、自分の置かれている状況を把握する能力
> 今日の日付、今いる場所、誰と話しているか
> （時間）　（場所）　（人）
> が分かること

Ⅰ：覚醒している

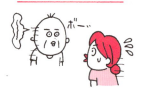

- 0： 意識清明
- 1： 見当識は保たれているが意識清明ではない
- 2： 見当識障害がある
- 3： 自分の名前、生年月日が言えない

Ⅱ：刺激に応じて一時的に覚醒する

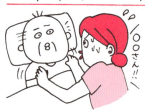

- 10： 普通の呼びかけで開眼する
- 20： 大声で呼びかけたり、強く揺するなどで開眼する
- 30： 痛み刺激を加えつつ、呼びかけを続けるとかろうじて開眼する

Ⅲ：刺激しても覚醒しない

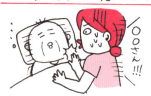

- 100： 痛みに対して払いのけるなどの動作をする
- 200： 痛み刺激で手足を動かしたり、顔をしかめたりする
- 300： 痛み刺激にまったく反応しない

静脈注射 点滴静脈内注射

LESSON 4

毎日使う手技だから しっかり頭に入れよう

準備物品
- ☐ トレイ
- ☐ 手袋
- ☐ 針廃棄Box
- ☐ 処置用シーツ
- ☐ 採血用枕（必要時）
- ☐ 駆血帯
- ☐ ゴミ袋
- ☐ アルコール綿（アルコール綿不可の人は殺菌消毒綿などを使用）
- ☐ 止血用テープ

点滴静脈内注射のとき
- ☐ ドレッシング材
- ☐ 指示された点滴＋輸液セット
- ☐ 留置針 or 翼状針

静脈注射のとき
- ☐ 指示された注射薬（直針 or 翼状針）

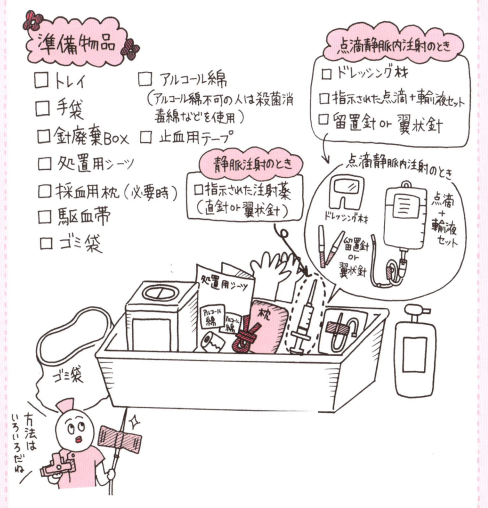

方法はいろいろだね

～静脈注射とは～

・静脈注射は静脈内に直接薬剤を注入する方法.
血液中に直接薬剤を注入するので"効果出現が速い!"

〔静脈注射,点滴静脈内注射の適応〕

「速く確実な効果が
ほしいとき」

「経口投与が
不可能なとき」

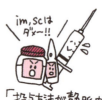
im, scはダメー!!
「投与方法が静脈内
の薬剤を使用するとき」

めっちゃよく使う略語!

何でもかんでも略されてつらいよね…

ちなみに…
・静脈注射＝ "iv" (intravenous injection)
・点滴静脈内注射＝ "div" か "ivd" (intravenous drip)
と略されるよ!!

しかも静脈注射は、
"iv"だけでなく、静注, ワンショット, ショット…などにも略される

～静脈注射と点滴静脈内注射の違い～

☆静脈注射(iv)

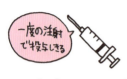
一度の注射で投与できる

・50mL以下の薬液の投与を一度に行う
・点滴の側管からの投与も可能

☆点滴静脈内注射(div)

時間をかけて投与

・比較的大量の薬液を持続的に注入
・重症患者さんや急変時の静脈路確保で
点滴静脈内注射を用いることもある

～手順～ "静脈注射のとき"

① 医師の指示を確認し、物品を準備する

Wチェック!!

電子カルテ

指示を2人で見て声だし確認!
- 患者氏名
- 投与日時
- 投与方法・投与速度
- 投与薬剤、量を確認

薬剤を準備するときは必ずWチェックで!!

- 病院の方針によっては、1年生同士のWチェックはダメっていうところもあるよ
- 「何の薬かはわからんけど投与」は危険!
- 誰に何の目的でどういう作用・副作用があるのかちゃんと理解してから患者さんに投与!

② 手洗い、手指消毒、手袋を装着し薬剤を準備する

アンプル、バイアルの薬剤の準備方法は、皮下注射・筋肉注射の項目を参考にしてね (P.33)

薬剤の量に合ったシリンジを選択してね

目盛りは見えるようにね!

☆ 針は21～23Gを使用する
翼状針でもOK!

シリンジに患者氏名や日付、薬剤名、量を記載

※ シリンジに何も記載がないと、誰の、何の薬なのかわからなくなる…!!
ここに置いてたからミニほかな?
ポーン…
(わからない薬剤は絶対使用しない!!!)

針先までAir(空気)を抜いてね

直針のときも、翼状針のときも針先まで薬液で満たしておく

③ 必要物品を持って患者さんのところへ行き、注射を行うことを説明する

必ず確認
・注射前の患者さんの全身状態を観察する
・薬剤と患者さんの認証確認を行う
・過去に注射で迷走神経反射を起こしたことがないか、アレルギーはないか確認する

※針を刺す刺激で血圧低下や気分が悪くなること

④ 手指消毒を行う

認証確認は患者さんへの声かけとバーコード認証を行う!

⑤ 体位調整、物品準備

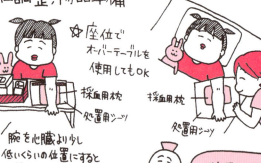

☆座位でオーバーテーブルを使用してもOK
☆臥位で行ってもOK（過去に迷走神経反射を起こしたことのある患者さんは臥位のほうがよい）

腕を心臓より少し低いくらいの位置にすると血管が怒張しやすい！

暗かったら電気で明るさ調節してね！

不必要な露出は避け、カーテンを閉めるなど配慮してね

⑥ 穿刺部位を確かめ、必要時採血用枕と処置用シーツを敷く

⑦ 血管の走行、太さを見たり指で触れて注射部位を選択する

静脈注射で使用する血管は採血時と同じ (P.24)

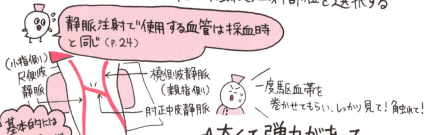

(小指側) 尺側皮静脈
橈側皮静脈 (親指側)
肘正中皮静脈

一度駆血帯を巻かせてもらい、しっかり見て！触れて！

基本的には肘窩で選択が多い

☆太くて弾力があって蛇行していない血管がGood！

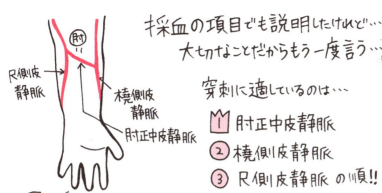

採血の項目でも説明したけれど…
大切なことだからもう一度言う…

穿刺に適しているのは…

1. 肘正中皮静脈
2. 橈側皮静脈
3. 尺側皮静脈 の順!!

※尺側皮静脈の近くには神経があるので避けたほうがよい!!（しかも痛い…）

手の関節は神経損傷のリスクが高いから避けてね…

…とは言っても、人によって血管の弾力とか違うから、一番良いところを探してね

⑧ 手袋を装着する

⑨ 駆血帯を巻く

親指を内側にして軽く手を握ってもらう

注射部位から7～10cm中枢側に巻くのがベスト

あまりにきつくしめすぎると、しびれや出血斑の原因になるし痛い ゆるすぎると血管が怒張しにくい…

きつい…

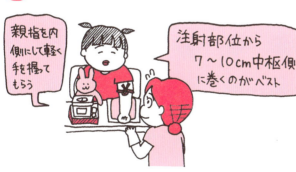

⑩ アルコール綿などで注射部位を消毒する

アルコールでかぶれないか確認してからね♡

グルグル〜

・中心から外側に向かって円を描くように消毒
拭いてからしっかり乾燥するまで待つ！
（十分な消毒効果を得るため）

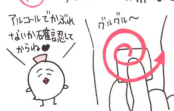

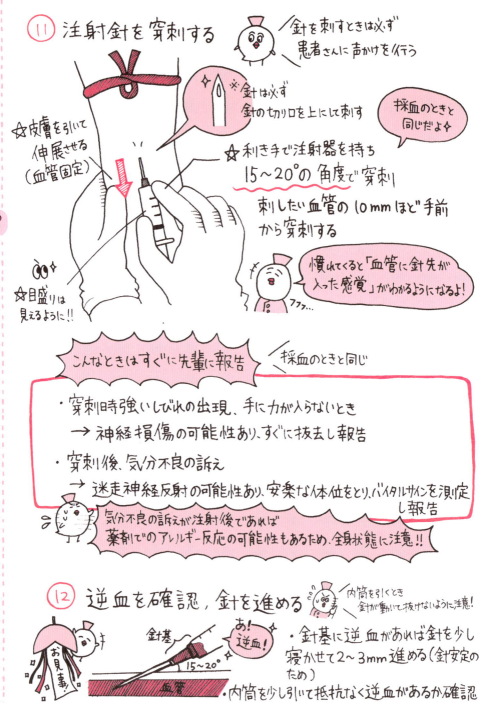

⑬ 駆血帯を外す

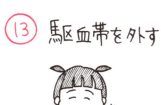

必ず外す!!

駆血帯を外さないと、うっ血させているため薬液が入っていかない！ムリに入れると、圧が高くなって血管外に漏れてしまう…

手をゆるめて下さい

- 利き手と反対の手で駆血帯を外す
- 利き手は注射器をしっかり固定！
- 手は開いて楽にしてもらう

☆駆血帯を長時間巻いているとしびれや出血斑が出現するので注意!!

⑭ 注射器が動かないように固定し、薬液を注入する

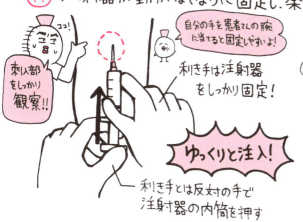

ココ！
刺入部をしっかり観察!!

自分の手を患者さんの腕に当てると固定しやすいよ！

利き手は注射器をしっかり固定！

ゆっくりと注入！

利き手とは反対の手で注射器の内筒を押す

～抜針が必要な場合～

ぷくっ
漏れたね…
すぐに抜いてね…

・薬液を注入すると刺入部が腫れてきたとき

⑮ 注入が終わったら抜針する

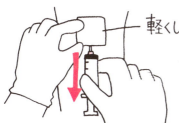

軽くしぼったアルコール綿

☆抗凝固薬使用の患者さんや、血小板が低下している患者さんは出血しやすいので注意!!

・穿刺部に軽くしぼったアルコール綿を添えて、針を水平に素早く抜く

針の角度は変えない..！

⑯ アルコール綿でしばらく圧迫し、止血確認後テープやばんそうこうを貼る

テープは注射前にハサミで切っておくと便利⭐

もみもみ…
もんじゃダメー!
圧迫止血にしてね!
穿刺部をもむと血管壁から出血してきやすく、止血しにくくなる

⑰ 患者さんに終わったことを伝える

⑱ 針はリキャップせずに針廃棄BOXに捨てる

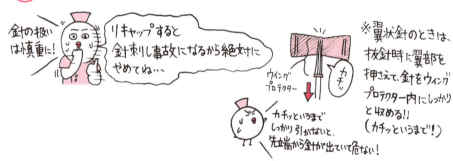

針の扱いは慎重に!
リキャップすると針刺し事故になるから絶対にやめてね…
ウイングプロテクター
カチッ
カチッというまでしっかり引かないと、先端から針が出ていて危ない!
※翼状針のときは、抜針時に翼部を押さえて、針をウイングプロテクター内にしっかりと収める!!(カチッというまで!)

⑲ 患者さんの全身状態を観察、衣類や環境を整え片付けして退室する

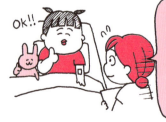

OK!!

・迷走神経反射やアレルギー反応など気分不良がないか
・穿刺部位に皮下血腫や出血、腫れはないか
・穿刺した腕にしびれなど神経損傷の症状がないか確認

～手順～ "点滴静脈内注射のとき"

① 医師の指示を確認し物品を準備する

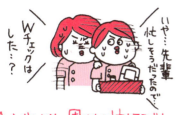

「Wチェックした？」「いや…先輩忙しそうだったので…」

1人で確認して準備するのは絶対にダメ!!

- 患者氏名
- 投与日時
- 投与方法・投与速度
- 投与薬剤・量 を確認

☆どんなに周りが忙しそうでも必ず！必ずWチェック!!!

本当に大切！

さっきも言ったけれど…誰に何の目的でどういう作用・副作用のある薬なのかちゃんと理解してから投与しよう

「これ何の薬？？」「え!?エート…？」

医師からも薬については説明されているはずだけど、看護師によく「何の点滴なのか」たずねる患者さんも多いからね!!!
薬については必ず理解しておいてね…

② 手洗い、手指消毒、手袋を装着し薬剤を準備する

絶対に手袋装着

アンプル・バイアルの薬剤の準備方法は皮下注射・筋肉注射の項目(P.33)を参考にしてね！

ちょっと違うのはシリンジの選び方…

注意 配合変化の起こりやすい薬剤は1つのシリンジにはまとめない！

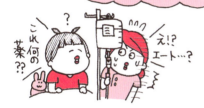

「輸液バッグ」 2mL / 20mL / 2mL

[例えば…]
3種類の薬剤を輸液バッグに入れるとき、シリンジごとに何度もゴム栓に針を刺すのではなく、1つのシリンジにまとめてから、1回の注入で済むようにすることもある

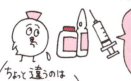

左記の場合だと計24mLだから30mL用のシリンジで薬剤を吸う

～輸液バッグの準備方法～

加薬は必ずトレイに入れて行う！

Ⓐ 指示された薬剤をシリンジで吸う

Ⓑ 輸液バッグのゴム栓部分のキャップやシールを取り除き、アルコール綿で拭いて消毒する

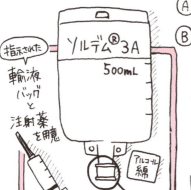

指示された輸液バッグと注射薬を準備

1患者1トレイ

ゴム栓部分にキャップがついていたし消毒いらないんじゃ…？

無菌であることは保証されないから、アルコール綿で拭いて清潔にする必要がある！

アルコール綿でしっかり消毒（アルコール消毒が乾いたことを確認してから穿刺）

Ⓒ 輸液バッグに薬剤を注入する

ゴム栓部分

"in"と"out"が記載されていたり、形状はさまざま…
毎回同じ場所を穿刺することで起こる液漏れやコアリング（穿刺により、ゴム栓の一部が削り取られて容器内に侵入すること）を防ぐ

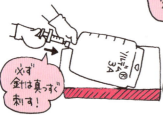

必ず針は真っすぐ刺す！

▽トレイ内に輸液バッグを置き、ゴム栓と針が垂直になるように刺して注入する
（※針がゴム栓に穿刺するときにななめだと、コアリングが発生しやすい）

Ⓓ 輸液バッグに、輸液セットを接続する（場合によっては延長チューブや三方活栓を接続する）

延長チューブを付けると動くときに引っぱられたりしにくい
三方活栓を付けると側管からの注入が可能になる

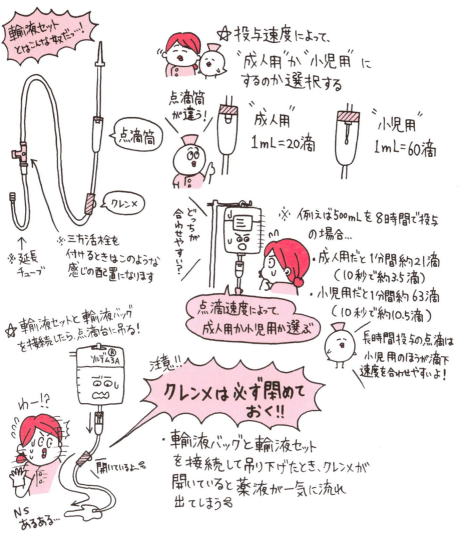

Ⓔ 輸液バッグと輸液セットが接続されたら点滴台に輸液バッグを吊り下げて点滴筒を満たす

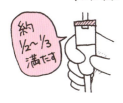

- 点滴筒を押して、輸液を点滴筒の約1/2〜1/3まで満たす
  (クレンメが開いていると点滴筒を押しても液で満たない)

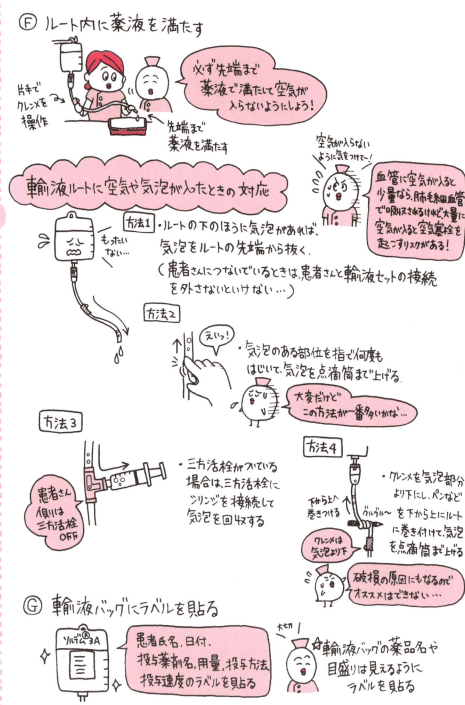

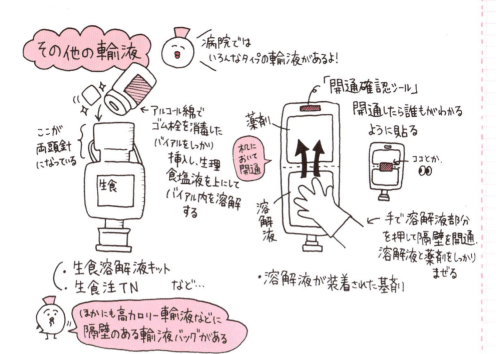

③ 必要物品を持って患者さんのところへ行き、注射を行うことを説明する

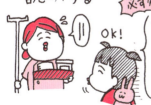

・注射前の患者さんの全身状態を観察する
・薬剤と患者さんの認証確認を行う
・過去に注射で迷走神経反射を起こしたことがないか、アレルギーはないかを確認する

☆何の薬剤で、どれくらい時間がかかるかも説明

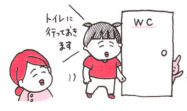

点滴の針を入れると、動きが制限されるため、事前にトイレを済ませてもらうなど声かけをしてね

④ 手指消毒を行う

⑤ 体位調整、物品準備

・静脈注射で説明したように、点滴のルートキープは座位でも臥位でもOK! 患者さんの安楽な体勢で行おう!

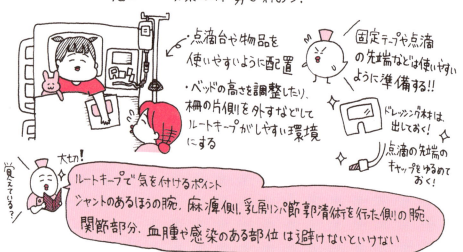

・点滴台や物品を使いやすいように配置
・ベッドの高さを調整したり、柵の片側を外すなどしてルートキープがしやすい環境にする

固定テープや点滴の先端などは使いやすいように準備する!!

ドレッシング材は、出しておく!
点滴の先端のキャップをゆるめておく!

大切! ルートキープで気を付けるポイント
シャントのあるほうの腕、麻痺側、乳房リンパ節郭清術を行った側の腕、関節部分、血腫や感染のある部位は避けないといけない

⑥ 穿刺部位を確かめ、必要時採血用枕と処置用シーツを敷く

⑦ 血管の走行、太さを見たり指で触れて注射部位を選択する

〜針の選択〜

「翼状針」での点滴 → ・点滴時間が30分や1時間など比較的短く点滴中も腕を動かさないなど協力が得られるとき

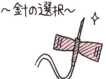

「留置針」での点滴 → ・持続点滴など点滴時間が長いとき
・点滴中、体動が予測されるとき
・状態が安定しておらず、急に薬剤投与が必要になる可能性があるとき

下痢や嘔吐など動く可能性があるとき

〜血管の選択〜

採血や静脈注射と違って点滴は時間がかかるので…
固定しやすく、動きが制限されにくい部位を選ぶ

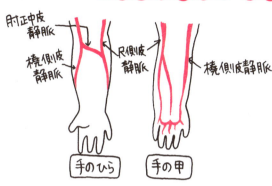

肘正中皮静脈／橈側皮静脈／尺側皮静脈／橈側皮静脈
手のひら　手の甲

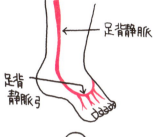

足背静脈／足背静脈弓

- 上肢（前腕）で血管を選択する
- 生活しやすいように関節や利き手側は避ける
- 手背は穿刺時の痛みが強くて、固定も困難

足は極力避ける…
- 静脈炎や血栓のリスクが高い
- 歩行が困難

上肢でのルートキープが困難なときに選択

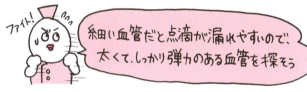

ファイト！
細い血管だと点滴が漏れやすいので、太くて、しっかり弾力のある血管を探そう

⑧ 手袋を装着する

※ 手をグーパーする「クレンチング」も効果的だけど採血があると、溶血したりK値が高くなったりする可能性がある…。

⑨ 駆血帯を巻く

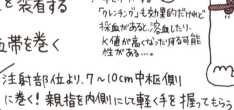

注射部位より、7〜10cm中枢側に巻く！親指を内側にして軽く手を握ってもらう

血管を怒張させるには…
- 温罨法
- 軽くたたく
- 親指を内側にして手をにぎる
…などの方法がある

⑩ アルコール綿などで注射部位を消毒する

- 中心から外側に向かって円を描くように消毒
- 拭いてからしっかり乾燥させるまで待つ

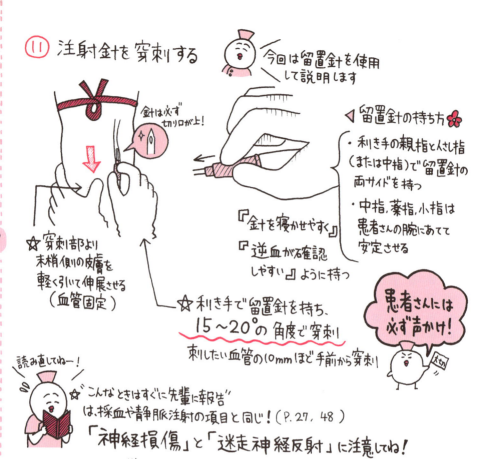
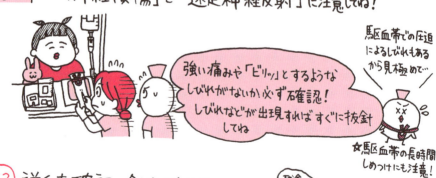
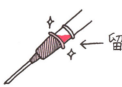

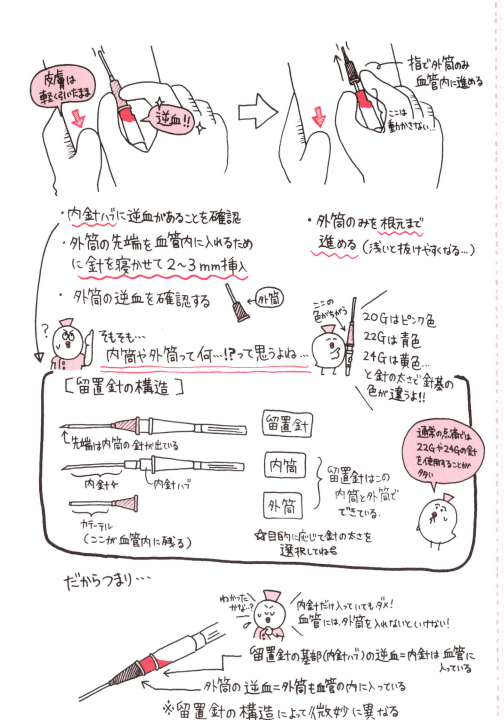

⑬ 駆血帯を外す

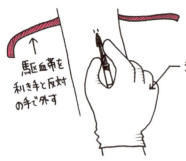

- 駆血帯を利き手と反対の手で外す
- 利き手は固定したまま動かさない
- 手も楽にしてもらってOK!

⑭ 内筒を抜く

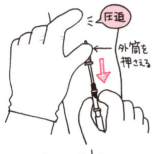

圧迫 / 外筒を押さえる

- 利き手とは反対の手で外筒の先端部分の皮膚を押さえる ⇒ 圧迫することで内筒を抜いたときに血液の逆流を防ぐ
- 利き手で内筒を抜く

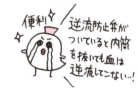

便利♡ 逆流防止弁がついていると内筒を抜いても血は逆流してこない..!

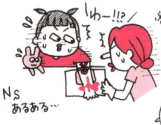

しゅー!!?
NSあるある…

※駆血帯を外し忘れたり、逆流防止弁が付いていない留置針だと逆流した血液が出てきやすいので注意!!

☆針廃棄BOXは近くに設置し、抜いた内筒はすぐに捨てる

⑮ 輸液ラインの接続

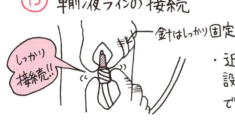

しっかり接続!!
針はしっかり固定
しまった!!手が届かない…
事前準備はしっかり!!

- 近くに輸液ラインの先端を設置しておき、内筒を抜いたらすぐに接続できるようにしておく!

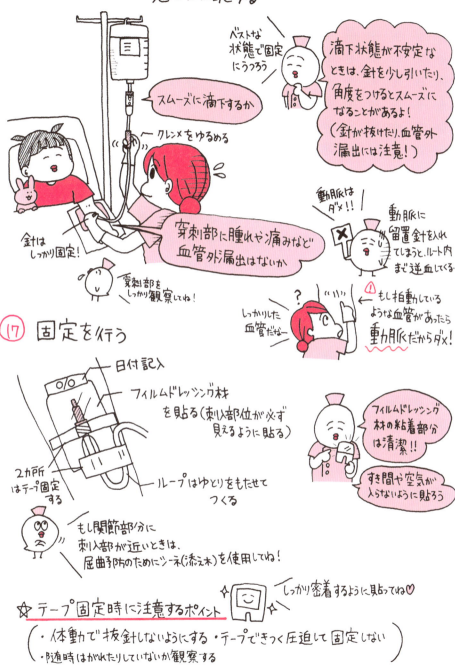

⑱ 指示どおりの滴下速度に調整する

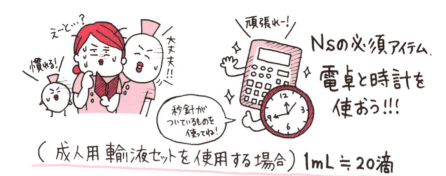

Nsの必須アイテム.
電卓と時計を使おう!!!
秒針がついているものを使ってね!

（成人用輸液セットを使用する場合） 1mL ≒ 20滴

☆ 1分間の滴下数（滴/分） = $\dfrac{1\text{mLの滴下数(20滴)} \times 輸液総量(\text{mL})}{指示時間(時間) \times 60(分)}$

（小児用輸液セットを使用する場合） 1mL ≒ 60滴

☆ 1分間の滴下数（滴/分） = $\dfrac{1\text{mLの滴下数(60滴)} \times 輸液総量(\text{mL})}{指示時間(時間) \times 60(分)}$

自分の使いやすい式を覚えてね

上の式がなかなか覚えられないよ〜 という新人たちよ…、作者は実際は臨床の現場では…

> 1分間の滴下数（滴/分） = 輸液総量(mL) ÷ 輸液時間(分) × 1mLの滴下数(20か60)
> ↑成人用か小児用か

☆ この式にあてはめると…
1分間の滴下数がわかる. それを "6"で割れば10秒での滴下数もわかるので, 滴下を調整しやすいように計算しよう！

1分間ひたすら見てなくてもいいよ…

〔例〕500mLの輸液を4時間で投与の指示. 成人輸液セット(20滴/mL)を使用中

〔式〕 500(mL) ÷ 240(分) × 20(滴/mL) ≒ 42(滴/分) ← 1分間の滴下数
42 ÷ 6 = 7 ← 10秒で7滴 滴下するよう合わせるとOK！

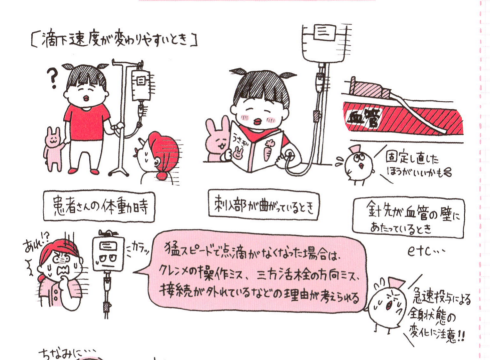

⑲ 投与状態の確認

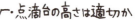
・点滴台の高さは適切か

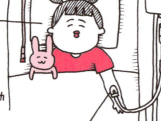

・投薬時、副作用やアレルギー症状などなく経過しているか
・疼痛、バイタルサイン変動がないか

・点滴の氏名、内容はあっているか
・残量は正しいか
・混濁はないか
・遮光が必要な薬剤ではないか

・問題なく滴下しているか
・点滴筒内の1/3〜1/2液が満たされているか

・刺入部に異常はないか
・フィルムドレッシング材や固定テープがはがれていないか
・接続部がゆるんでいないか

・輸液セットの選択は正しいか
・気泡が入っていないか
・輸液ラインに血液が逆流してきていないか
・輸液ラインが下敷きになったり、屈曲したりからまっていないか

大切!! ナースコールは患者さんの手の届く位置に設置!!

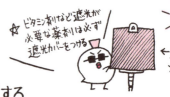
☆ビタミン剤など遮光が必要な薬剤は必ず遮光カバーをつける
←遮光カバー

⑳ 片付け、環境を整え、退室する

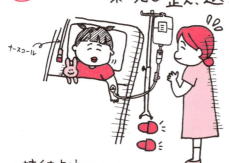
ナースコール

・気分不良や刺入部に疼痛や出血があれば、すぐにナースコールをしてもらうように説明する
・ベッド昇降側に点滴台を設置し、スリッパや靴もベッド昇降側に置いておく

・持続点滴などにより体動が困難な患者さんは必要時、尿器やポータブルトイレを設置しておく

㉑ 記録、報告し、点滴中は随時患者さんの観察を行う

先輩NSにきかれるポイント

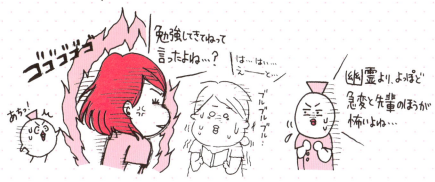

 静脈注射、点滴静脈内注射のときに、刺入部の観察で注意する点は？

A. 血管外漏出や静脈炎を起こして、腫脹や発赤、疼痛などが出現していないか観察。万が一、腫脹などがあればすぐに投薬を中止し、抜針、必要時冷却する
（腫脹、発赤、疼痛が強い場合、先輩や医師に報告）

Q2 血管外漏出があり、再度ルートキープや静脈注射を行うとき、注意する点は？

A. 血管外漏出を起こした腕とは反対の腕で注射するか、血管外漏出を起こした腕で行うときは、血管外漏出した血管の末梢側は避ける（末梢側からすると前回穿刺部位から漏出する可能性がある）

 点滴中、何か異変があれば、すぐにクレンメを閉じて輸液を止めて！

Q3 認知症やせん妄のある患者さんの点滴管理で注意しておく点は?

A. 視野に入らないように、点滴台、輸液バッグ、ルートを頭元に設置したり、刺入部を触ってしまわないように包帯やガーゼで刺入部を覆い隠すなど工夫し、小マメに観察を行う！

← 点滴は見えにくいところに設置、または手の届かない足元でもOK！

刺入部を包帯で巻くときは圧迫して不快感が出ないように、やさしく巻く！！
(きつかったり、ゆるすぎると、患者さんが外してしまうかも♡)

ルートは、延長チューブを使って長くしておく。
ルートも見えないようにタオルで隠したりする。

小マメに患者さんや、点滴の状態を確認しに行ってね！！

Q4 静脈注射や点滴静脈内注射で投薬を施行したが、気分不良(悪心、呼吸苦、かゆみなど)が出現したらどうする?

A. 薬によるアレルギー反応の可能性があるため、<u>すぐに輸液を止める!!</u>
点滴中であれば、クレンメをすぐに閉じて抜針はせずにバイタルサイン測定を行い、すぐに報告(緊急性の高い場合はすぐにNsコール)

Q5 抗がん剤投与中の患者さんで血管外漏出したときの対応は?

すぐに処置が必要になる！

A. <u>すぐに輸液を止める!!</u> 皮膚の壊死を起こす場合があり、医師によるステロイド投与や組織に浸潤している薬剤を吸引してから抜針するので、<u>抜針はせずに、すぐに医師に報告する!</u>

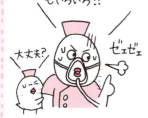

酸素投与

LESSON 5

準備物品

〜酸素ボンベを使用するとき〜

☐ 酸素ボンベ　　　　　　☐ 車椅子（必要時）
☐ 圧力計付き酸素流量計　☐ パルスオキシメーター（必要時）
☐ スパナ
☐ 架台
☐ 使用する酸素マスクや鼻カニューレなど

〜中央配管を使用するとき〜

☐ 圧力計付き酸素流量計　☐ パルスオキシメーター（必要時）
☐ 使用する酸素マスクや鼻カニューレ、リザーバー付き酸素マスク、ベンチュリーマスクなど
☐ 延長チューブ、延長用コネクター（必要時）
☐ ニップルナット or 加湿用滅菌蒸留水（専用ボトル）

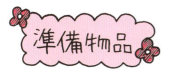

☆準備物品や酸素投与器具の特徴については次のページからイラストを用いて説明するね

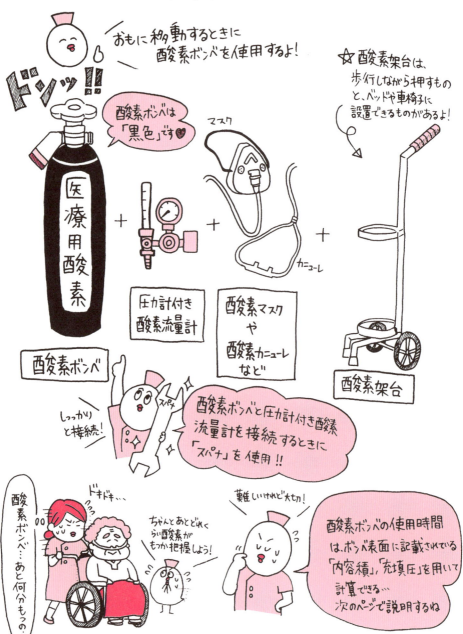

酸素ボンベの使用可能時間の計算方法

計算するにあたって必要な情報♢

この3つを使って計算
① 酸素ボンベの内容積（単位はL）
② 充填圧（単位はkgf/cm² またはMPa）
③ 酸素指示流量（単位はL/分）

えいっ！

まず"充填圧"って何じゃい!!って思うよね…

☆ 充填圧とは、酸素ボンベ内の圧力のこと

流量計は残り時間を表示しているのではないよー!!

圧力計付き酸素流量計の表示が、「kgf/cm²」で表示なのか「MPa」で表示なのかチェック!!

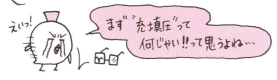

☆ 1MPa＝10kgf/cm²

正確には、1MPa＝10.197kgf/cm²

安全係数を掛けておくと、「最低限使用できる酸素の量」が計算できる

→ 安全係数

残量がギリギリで使用しないでね

〜単位が「MPa」の場合〜
・酸素ボンベの内容積（L）× 圧力計の値（MPa）× 10 × 0.8 ＝ 使用可能量（L）

〜単位が「kgf/cm²」の場合〜
・酸素ボンベの内容積（L）× 圧力計の値（kgf/cm²）× 0.8 ＝ 使用可能量（L）

→ 使用可能量（L）÷ 酸素指示流量（L/分）＝ 使用可能時間（分）

問題 病棟で使用する一般的な酸素ボンベが500L（内容積3.4L）、圧力計の値が140kgf/cm²、指示酸素流量が2L/分の場合…

（式）3.4(L) × 140(kgf/cm²) × 0.8 = 380.8(L)
　　　↑酸素ボンベ　↑圧力計の値　↑安全係数　↑使用可能量
　　　の内容積

380.8(L) ÷ 2(L/分) = 190.4(分)
↑使用可能量　↑酸素指示流量　↑使用可能時間

（答）約190分使用可能

※酸素ボンベの使用可能時間が30分をきったらボンベ交換しておこう

☆一般的な酸素ボンベ（内容積3.4L）で最高充填圧14.7MPa（150kgf/cm²）まで充填すると…
3.4 × 14.7 × 10 = 499.8(L)
　　　　　　　　 ≒500(L)となる

～手順（酸素ボンベからの酸素吸入）～

① 酸素ボンベのシール（またはキャップ）を外す

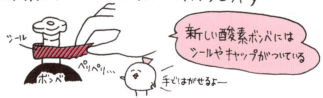

新しい酸素ボンベにはシールやキャップがついている
手ではがせるよー

② 圧力計付き酸素流量計を取り付け、固定する

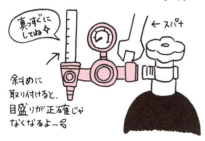

真っすぐにしてね☆
←スパナ
斜めに取り付けると、目盛りが正確じゃなくなるよー

・接続部にゴミや破損がないかチェック!!
・スパナを使ってしっかり固定!!
・流量計は必ず地面と垂直になるように接続する!!

③ バルブを開ける

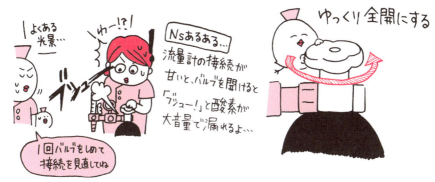

ゆっくり全開にする

よくある光景…

Nsあるある…
流量計の接続が甘いと、バルブを開けると「ブシュー！」と酸素が大音量で漏れるよ…

1回バルブをしめて接続を見直してね

④ 酸素の流出を確認

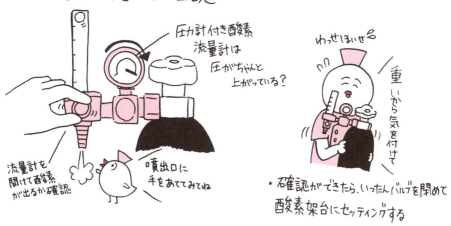

圧力計付き酸素流量計は圧がちゃんと上がっている？

流量計を開けて酸素が出るか確認

噴出口に手をあててみてね

わっせほいせ

重いから気を付けて

・確認ができたら、いったんバルブを閉めて酸素架台にセッティングする

⑤ 酸素投与器具（酸素マスクや鼻カニューレなど）を接続し酸素を投与する

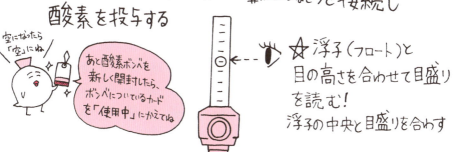

空になったら「空」にね

あと酸素ボンベを新しく開封したら、ボンベについているカードを「使用中」にかえてね

☆浮子（フロート）と目の高さを合わせて目盛りを読む！
浮子の中央と目盛りを合わす

〜酸素ボンベを使用しているときの観察点〜

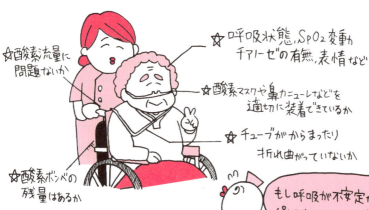

☆酸素流量に問題ないか

☆呼吸状態、SpO₂変動、チアノーゼの有無、表情など

☆酸素マスクや鼻カニューレなどを適切に装着できているか

☆チューブがからまったり折れ曲がっていないか

☆酸素ボンベの残量はあるか

もし呼吸が不安定な患者さんなら、パルスオキシメーターを持っていったりベッドでの移送なども考慮！

こんなときはすぐに先輩に報告

- 検査や散歩など酸素ボンベを使用して出室したが、呼吸苦やチアノーゼが出現
  → 酸素が投与されているか、酸素ボンベの残量はどうか、接続が外れていないか、適切に酸素投与器具が装着できているかすぐに確認！帰室し先輩へ報告！少しでも急変だと感じたら、すぐに周囲に声を出して応援を求める!!

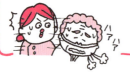

変だな…と感じたら、すぐに周りに声を出して知らせることが大事！

ちなみに…

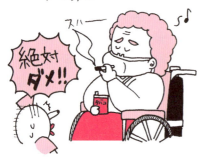

絶対ダメ!!

たまーに酸素吸入しながら「タバコ」を吸っている患者さんとかも見かけるけれど、酸素に引火🔥する危険性があるので、患者さんには火気厳禁であることを説明する必要あり

また、MRI室は酸素ボンベの持ち込みは絶対にダメ!!

～酸素ボンベを片付ける場合～

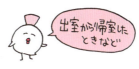
出室から帰室したときなど

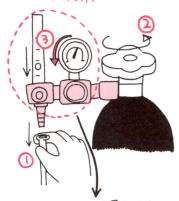

① 酸素投与器具を中央配管に接続する

酸素ボンベを止めてからだと患者さんも息がしんどいからね！患者さん優先!!

② 酸素ボンベのバルブを閉める

③ 圧力計の目盛りが"0"になるまで、酸素を外に出して、流量計内の酸素がなくなったら、酸素流量計を閉じる

☆ 最後は流量計内の酸素を出しておく!!

危険！ これをしないと次に使用するときにバルブを開けずに酸素投与してしまったり、事故につながる!!

ちなみに酸素を中央配管につなぎ直したあと、流量計を開け忘れたインシデントもあったので注意!!

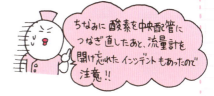

☆ 酸素ボンベの使用を終了し、帰室した後も…
- 酸素投与状態、酸素チューブの位置
- 患者さんの呼吸状態、SpO₂

など観察しておく

～酸素ボンベの管理～

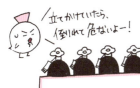
立てかけていたら、倒れて危ないよー！

- 直射日光のあたらない40℃以下の場所
- 火気厳禁
- 酸素ボンベが倒れないように専用の架台やスタンドに立てて管理する

▷ 中央配管を使用するとき

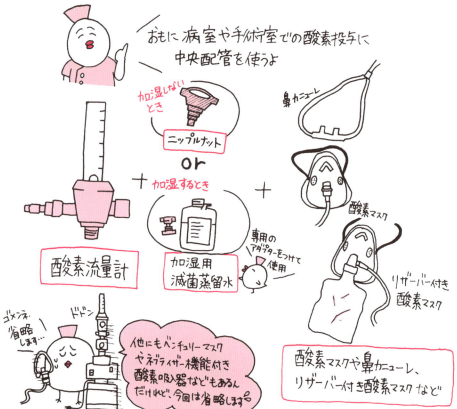

〜中央配管について〜

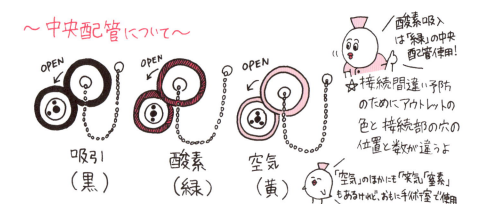

〜 酸素投与器具の種類・特徴 〜

その1.「鼻カニューレ」

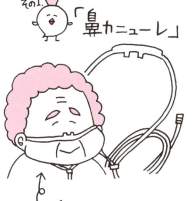

本来は酸素4L/分で使用。食事などでいたしかたないときに酸素6L/分で投与することもある

- 6L/分までの酸素流量で投与
- 鼻腔が閉塞しているときは、口呼吸になるため使用に適さない
- 会話や食事中も酸素投与ができて不快感が少ない

☆ 両鼻孔から酸素吸入。
患者さんには鼻呼吸してもらえるように説明

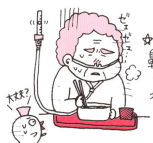

☆ よく食事時のみ鼻カニューレに切り替えたりするけれど、酸素7L/分とか投与していると、噴出力が強くてうまく酸素が吸えないこともある…

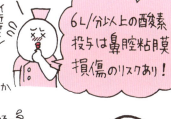

6L/分以上の酸素投与は鼻腔粘膜損傷のリスクあり！

その2.「簡易酸素マスク」

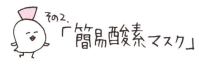

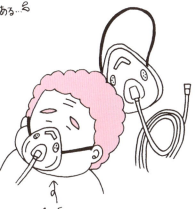

- 5L/分以上の酸素流量で投与
  （5L/分以下だと$PaCO_2$の上昇のリスクあり）
- 口呼吸でも投与可能
- 圧迫感や不快感を持ちやすい

☆ 鼻と口が覆われるように装着。鼻の彎曲に沿ってプレートを合わせる

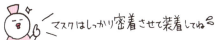

マスクはしっかり密着させて装着してね

その3.「リザーバー付き酸素マスク」

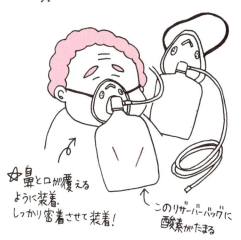

☆鼻と口が覆えるように装着. しっかり密着させて装着!

←このリザーバーバッグに酸素がたまる

- 6L/分以上の酸素流量で投与
（6L/分以下だと十分にリザーバーバッグが膨らまず, 高濃度の酸素投与がされない）
- 中央配管から供給される酸素とリザーバーバッグ内に貯留された酸素を合わせて吸入することで, 高濃度の酸素投与ができる

[酸素投与器具装着時の注意点]

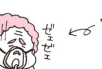

☆就寝時など無意識に酸素マスクを外したりずらしてしまい, SpO2低下など起こしている患者さんがよくいるので注意
（とくに鼻カニューレは鼻腔にちゃんと入っていないことがあるので, 適宜装着状態を確認しよう!!）

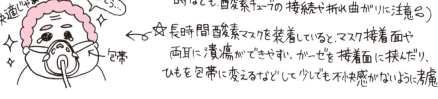

☆酸素マスクなどがしっかり装着できていても, 酸素流量計と酸素投与器具の接続が外れていてSpO2低下や呼吸苦を起こすこともあるので注意!
（体動のある患者さんはとくに外れやすい. 体位変換時なども, 酸素チューブの接続や折れ曲がりに注意♡）

☆長時間酸素マスクを装着していると, マスク接着面や両耳に潰瘍ができやすい. ガーゼを接着面に挟んだり, ひもを包帯に変えるなどして少しでも不快感がないように考慮

～手順（中央配管からの酸素吸入）～

① 医師の酸素投与の指示を確認し、必要物品を準備する

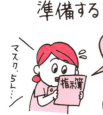

- 患者氏名, 患者ID
- 酸素流量, 酸素投与方法, (吸入酸素濃度)
- いつから開始するのか
- 低酸素時の指示

食事の際に酸素マスクから鼻カニューレに切り替える患者さんは、食事時の酸素流量なども確認しておこう！

② 患者さんに酸素投与を行うことを説明する

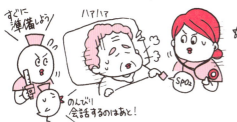

☆患者さんが低酸素血症を起こしているのですみやかに酸素投与の説明、準備を行う！呼吸状態、SpO2値、チアノーゼなど観察

③ 手指消毒, 手袋を装着する

④ 中央配管供給口の栓を抜く

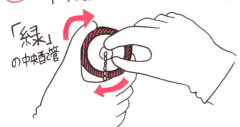

「緑」の中央配管

「酸素」の表記がある緑の中央配管を右回りに押し回すと供給口の栓が開くよ

⑤ 酸素流量計を接続する

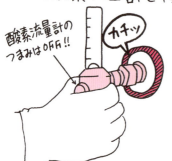
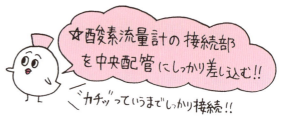

⑥ 酸素流量計の開閉口を一度開き、酸素が出るか確認しておく

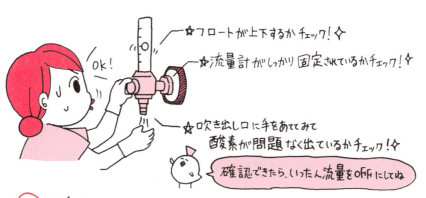

⑦ 酸素チューブを接続し、指示酸素流量に設定する

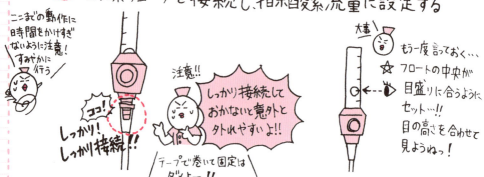

⑧ 患者さんに酸素投与器具を装着する

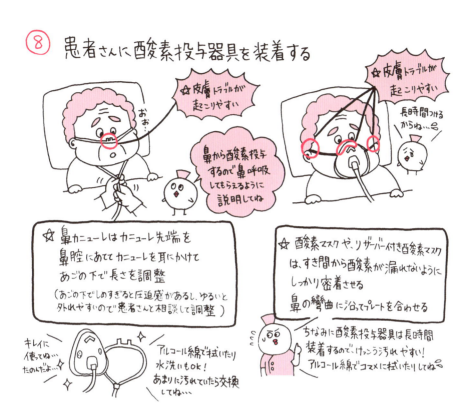

⑨ 酸素投与中の患者さんの観察、退室し、報告・記録する

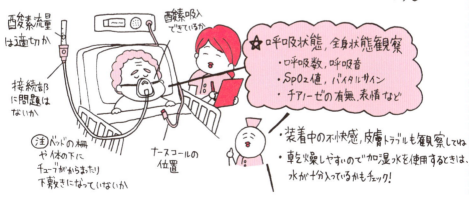

こんなときはすぐに先輩に報告

- 医師の指示酸素量を投与開始したが、呼吸苦が強く、SpO_2値が低く上昇しない
  → すぐに、酸素チューブなどの接続状態に問題がないか、適切に酸素吸入ができているかを確認する！問題がないにもかかわらず、呼吸状態が改善しない場合は、すぐに先輩に報告
  低酸素指示を確認し、指示に従い酸素流量・投与方法を変更する
  バイタルサイン、全身状態の観察を続ける
  ☆緊急性が高いと判断したら患者さんから離れずナースコールで応援を呼ぶ！！

補足

☆酸素投与終了時の片付け

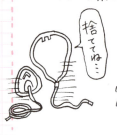

- 鼻カニューレや酸素マスク、リザーバー付き酸素マスクは廃棄する
- 酸素流量計はアルコール綿で拭いて保管

酸素投与終了後も患者さんの呼吸状態の変化に注意しておこう

☆酸素吸入時の加湿について！　ちょっとボコボコとうるさいけれど大事…

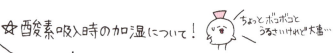

酸素マスクやリザーバー付き酸素マスクのときによく使用する
☆酸素5L/分以上で使用することが多い

☆酸素吸入中、口腔内が乾燥しやすく、患者さんの不快感、口腔内の汚染、粘稠痰などにつながりやすいため、酸素流量が多い患者さんや鼻カニューレでも乾燥での不快感があるときに使用する

先輩NSにきかれるポイント

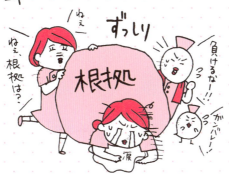

Q1 酸素投与開始にともなう合併症には何がある？

A. CO_2ナルコーシス、酸素中毒、吸収性無気肺、皮膚障害など

ちょっと難しいけれど
CO_2ナルコーシスは覚えてね！

「何それ？」ってなるよね
よく先生が言う「ナルコってる」って、二酸化炭素が貯留していることだよ

Q2 "CO_2ナルコーシス"ってどういう症状が起こるの？

A. 体内に二酸化炭素が蓄積することによって起こる二酸化炭素中毒のこと。COPDや在宅酸素使用患者さんなどで引き起こしやすい。慢性的な高二酸化炭素血症により、二酸化炭素には反応せず、酸素低下にのみ呼吸中枢が反応していた所に、高濃度の酸素を流すと、呼吸中枢が抑制されてしまい、自発呼吸の減弱、頭痛、羽ばたき振戦、意識障害など中枢神経症状が起こる!!

高二酸化炭素血症なので末梢血管拡張による「発汗」「皮膚の紅潮」が特徴

低酸素投与から慎重に開始する！(Dr指示)

CO_2ナルコーシスの場合、高二酸化炭素血症、高酸素血症の状態なので、SpO_2の値は一見正常!! 動脈血ガス分析を行う！

Q3 酸素投与中の患者さん、日常生活の面で考慮してあげるべき点は?

A. トイレ歩行、洗面台歩行など体動時に呼吸苦を感じやすかったり、SpO_2値が低下するようであれば、移送やポータブルトイレの設置、洗面グッズ(ガーグルベースンなど)を配布する必要がある

もし酸素投与しての歩行が可能な呼吸状態であれば酸素チューブを延長させるなど配慮する

歩行不可

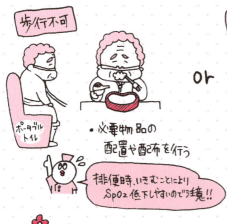

- 必要物品の配置や配布を行う

排便時、いきむことによりSpO_2低下しやすいので注意!!

or

歩行可能

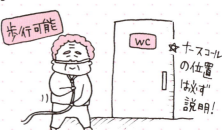

☆ナースコールの位置は必ず説明!

- 患者さんや同室患者さんが延長チューブで転倒しないように注意!
- 延長チューブの接続外れに注意!

Q4 酸素投与中の患者さんの観察点は?

A.
- 呼吸状態、肺音、呼吸回数、呼吸の深さ、SpO_2値、意識状態、表情、チアノーゼの有無、バイタルサイン
- 酸素投与量、酸素チューブの接続や位置、加湿水の残量、酸素投与器具を正しく装着できているか
- 皮膚トラブル、口腔内の乾燥、患者さんの不快感の有無など

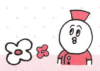
適宜、口内をしめらせてあげたりするよ

☆寝たきりの患者さんなどとくに、自分で歯磨きなどができないときに口腔内乾燥により汚れやすく、口腔ケア時に口腔用保湿ジェルなど使用する

LESSON 6

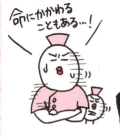
命にかかわることもある…！

口鼻腔吸引

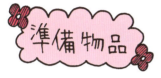
準備物品

- ☐ 吸引器セット　☐ トレイ
- ☐ 吸引用カテーテル (10〜14Fr)
- ☐ 手袋　☐ エプロン
- ☐ 吸引用水道水を入れたコップ
- ☐ アルコール綿　☐ パルスオキシメーター
- ☐ 聴診器　☐ ゴミ袋

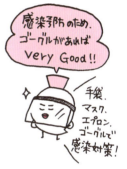
感染予防のため、ゴーグルがあればVery Good!!

手袋、マスク、エプロン、ゴーグルで感染対策!

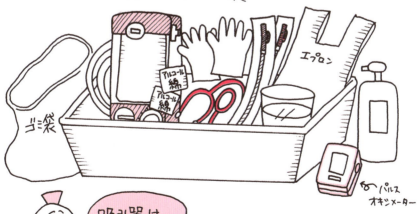

吸引器は各病院で使用しているタイプが異なる

〜口腔・鼻腔吸引が必要な患者さんとは？〜

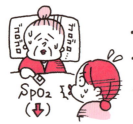

- 上気道内の分泌物が多い
- 痰を自力で出すことができない
- 分泌物や血液、吐物で気道が閉塞する危険性がある（SpO_2が低下している）

〜口腔と鼻腔の構造〜

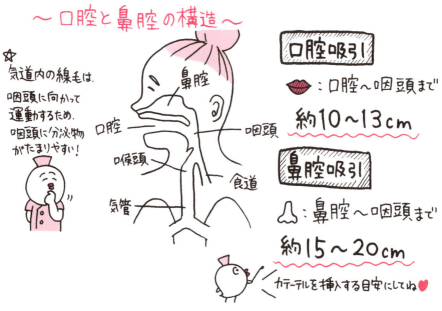

☆ 気道内の線毛は、咽頭に向かって運動するため、咽頭に分泌物がたまりやすい！

口腔吸引
👄：口腔〜咽頭まで
約10〜13cm

鼻腔吸引
👃：鼻腔〜咽頭まで
約15〜20cm

カテーテルを挿入する目安にしてね♥

〜吸引器本体〜

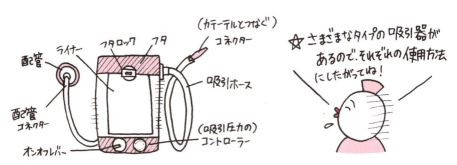

☆ さまざまなタイプの吸引器があるので、それぞれの使用方法にしたがってね！

～手順～

① 必要物品を揃えてベッドサイドに行き、患者さんに吸引を行うことを説明する

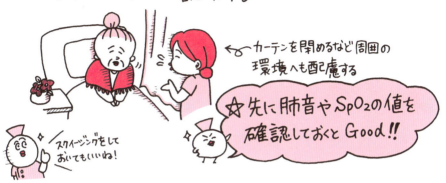

←カーテンを閉めるなど周囲の環境へも配慮する

☆先に肺音やSpO₂の値を確認しておくとGood!!

スクイージングをしておいてもいいね!

② 吸引器セットを壁面架台に取り付け、吸引用のアウトレットに差し込み準備する

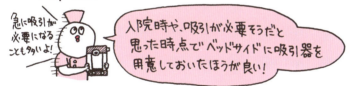

急に吸引が必要になることも多いよ!

入院時や、吸引が必要そうだと思った時点でベッドサイドに吸引器を用意しておいたほうが良い!

③ 吸引圧を15～20kPaぐらいに設定する

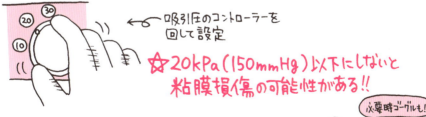

←吸引圧のコントローラーを回して設定

☆20kPa(150mmHg)以下にしないと粘膜損傷の可能性がある!!

④ 手指消毒し、手袋、エプロンを装着する

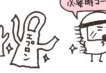

必要時ゴーグルも!!

⑤ 吸引用のカテーテルを選択し、コネクティングチューブと接続する

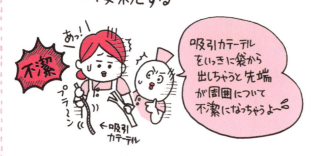
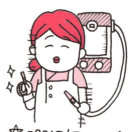

吸引カテーテルをいっきに袋から出しちゃうと先端が周囲について不潔になっちゃうよ〜

☆ 吸引用カテーテルを利き手に巻き付けると操作しやすい！

教科書とかでは14Frを使用…と書いていても臨床では患者さんの苦痛や痰の状態を見て細めのカテーテルを選択することもあるよ

☆ カテーテルは太いほうが、痰などを吸いやすいけれど、酸素の値（SpO_2）が下がりやすかったり、苦痛を伴いやすい…

カテーテルが細いと、苦痛は少ないけれど、粘り気の強い痰は吸引しにくい…

⑥ 吸引圧がかかるか確認．洗浄水（水道水で良い）を通水しカテーテルに閉塞や破損がないか確認する

圧をかけて水を吸ってみる
ちゃんと吸えてる？

食後すぐも避けようね！

さぁ！いよいよ吸引！嘔吐反射が強い人は誤嚥のリスクが高いので、上半身を15〜30°高くする

⑦ 吸引カテーテルの挿入

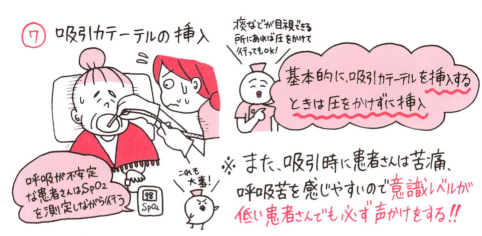

〜口腔吸引〜

- 口腔から咽頭にかけて約10〜13cmを目安にカテーテルを挿入
- 舌に浮腫があると傷付けるリスクがあるため、舌を出してもらいカテーテルを挿入
- 開口が困難な場合、バイトブロック の使用を考慮する

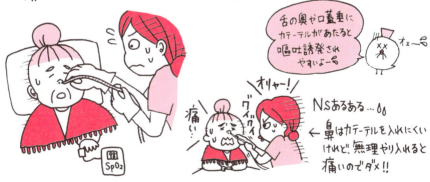

〜鼻腔吸引〜

- 鼻腔から咽頭まで約15〜20cmを目安に挿入（右となりで通しやすいほうから挿入する！）
- 鼻腔は出血しやすいため、抵抗を感じたら無理に挿入しない
- 鼻腔に沿ってカテーテルをやさしくゆっくり挿入する

⑧ 吸引圧を加え、カテーテルを回転させながら吸引する

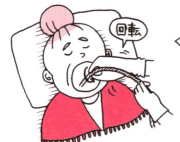

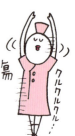

◁ カテーテルを回転させながら吸引することで、粘膜の損傷を防ぐ

☆1回の吸引時間は10〜15秒以内で行う！

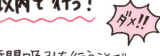

◁ 長時間吸引を行うことで酸素まで吸引して低酸素状態や無気肺を引き起こす危険性！

15秒以内で吸引しきれなかったときはいったんカテーテルを抜いて呼吸状態の安定をはかる！

カテーテルを何度もピストン運動のように出し入れすると粘膜損傷を引き起こす可能性がある ▷

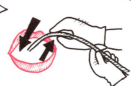

気持ちはわかるぞ…

こんなときはすぐに先輩に報告

- 吸引時SpO2が低下したり、チアノーゼなどが出現
  → 吸引による低酸素状態を引き起こしていることが考えられるため、すぐに吸引をいったん中止しカテーテルを抜く。呼吸を整えてもらいSpO2の変動を見る。SpO2上昇が見られず、呼吸状態が不安定なときはO2投与やナースコールを押して応援を呼ぶ

⑨ 吸引終了後、カテーテルに付着した分泌物をアルコール綿で拭き、洗浄水を通水させる

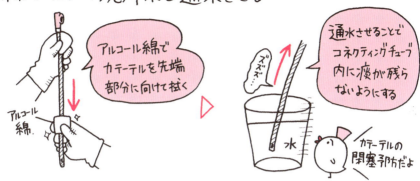

⑩ カテーテル、手袋、エプロンを捨てる。手指消毒を行う

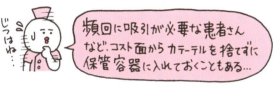
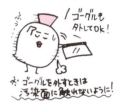

⑪ 患者さんに吸引が終了したことを伝え、全身状態の観察を行い問題がなければ退室する

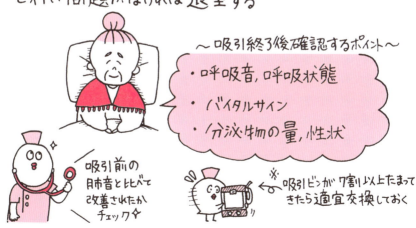

先輩NSにきかれるポイント

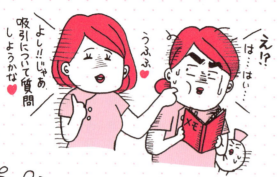

Q1 吸引時の観察点は?

A. 分泌物の性状、量、患者さんの呼吸状態、肺音、SpO₂値、チアノーゼの有無、患者さんの表情など

Q2 痰の粘稠度が高く、吸引困難な患者さんはどう対応する?

A. 吸引圧を上げて吸引する方法もあるが、粘膜損傷のリスクがあるため、事前に超音波ネブライザーの使用やスクイージングなどを行うなどして排痰しやすくする

Q3 痰が多い患者さんにはどう対応する?

A. 痰を誤嚥するリスクもあるため、セミファーラー位にしたり、吸引時顔を横に向けると気道が閉じるため誤嚥を防げる
1回の吸引を長時間行うのではなく、呼吸状態を見ながら何度かに分けて吸引を行う

セミファーラー位
→上半身を約15~30°起こした体位

血糖測定

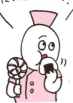

高血糖、低血糖について知っておこう!

準備物品

- □ トレイ
- □ 血糖測定器
- □ 穿刺器
- □ 測定用チップ
- □ アルコール綿(アルコール綿不可の人は殺菌消毒綿などを使用)
- □ 針廃棄BOX
- □ 手袋
- □ ゴミ袋

※ケースに入っているときはケースごと持っていくこともある

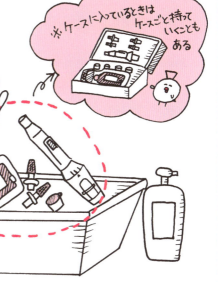

血はすぐに止まるけれど、小さい止血用テープを用意しておいてもGood♡

↑小さい止血用テープ

〜まず、血糖値について〜

☆血糖値というのは血液中のブドウ糖のこと。
食事をとると、炭水化物がブドウ糖となって血液中に出てくるので、食後は血糖値が高くなってしまう❤

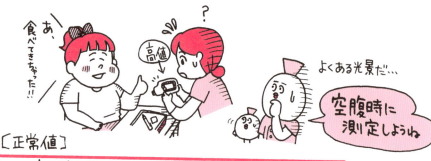

〔正常値〕

☆**空腹時血糖：70〜110mg/dL**

1. 🍚 空腹時血糖値：126mg/dL以上
2. 🍚 随時血糖値：200mg/dL以上
3. 🍚 75g経口糖負荷試験(OGTT)2時間値：200mg/dL以上
4. 🍚 HbA1c (NGSP値) が 6.5%以上

空腹時血糖は、
・100〜109mg/dLまでが正常高値
・110〜125mg/dLは境界域

⬇

"HbA1c(NGSP値)：6.2%未満(正常値)"

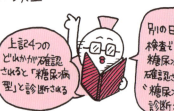

上記4つのどれかが確認されると「糖尿病型」と診断される

別の日に行った検査でもう一度糖尿病型が確認されると、"糖尿病"と診断される

・血液中のヘモグロビンがどれくらいブドウ糖と結合しているのかがわかる→高値であるほど高血糖の時間が長い

・過去1〜2カ月間の血糖値の平均
（赤血球の寿命が約120日。少しずつヘモグロビンがブドウ糖と結合される）

〜血糖値が高いとき〜

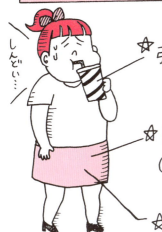

☆ 強いノドの渇き
　（血糖上昇により血液をうすめるために水が多く使われるから）

☆ 尿の量と回数が増える
　（飲水量の増加、糖尿病で糖が尿に混じると尿の浸透圧がUPし、生成される尿も増える）

☆ 尿が泡立つ（糖尿病の症状）

☆ 疲労感、体重減少
　（インスリンのはたらき低下により、栄養が取り込めない）

こんな症状が出ていると、かなり血糖値が高め…
大部分の人が無症状なことが多い♡

〜血糖値が低いとき〜

☆ 空腹感、あくび、悪心、倦怠感

☆ 手のふるえ

☆ 頭痛

☆ 動悸、冷汗、イライラ

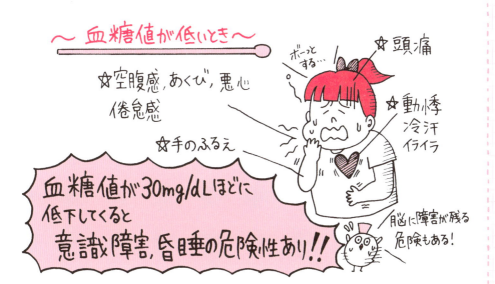

血糖値が30mg/dLほどに低下してくると
意識障害、昏睡の危険性あり!!

脳に障害が残る危険もある!

〜手順〜

① 必要物品を準備し患者さんに説明する

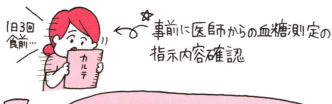

← 事前に医師からの血糖測定の指示内容確認

毎日の血糖値の推移やインスリン注射の有無、HbA1cなど採血データも確認しておく

② 手指消毒を行い手袋を装着する
（患者さんにも手を洗ってもらう）

③ 穿刺器具を準備する

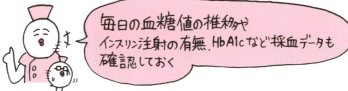

今回、血糖測定器のモデルとして、メディセーフ®ミニを使用して説明します

☆指先の皮膚がやわらかければ、目盛りの「♡や1」、平均的なら「2や3」に合わせる

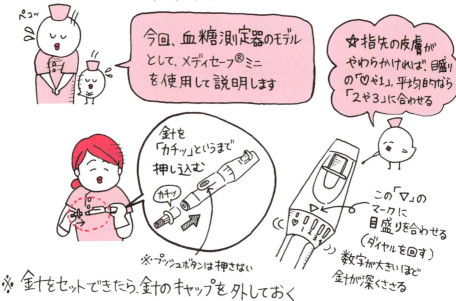

針を「カチッ」というまで押し込む

※プッシュボタンは押さない

この「▽」のマークに目盛りを合わせる（ダイヤルを回す）数字が大きいほど針が深くささる

※ 針をセットできたら、針のキャップを外しておく

④ 血糖測定器を準備する

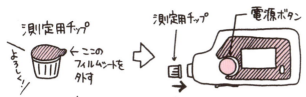

- 血糖測定器の「電源ボタン」を押して画面表示されることを確認してから、測定用チップをしっかり押し込んでセットする

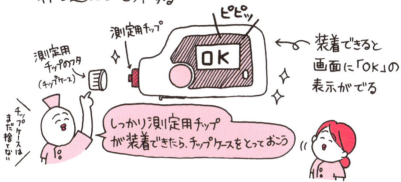

⑤ 穿刺部位を決めて、アルコール綿などで消毒し十分乾燥するまで待つ

▷ 穿刺部位に向いている部位

指先（毛細血管が多いため、血糖の変化をすぐにとらえることができる）

できるだけ、軟らかい指先を選ぶ。
毎回同じ部位で穿刺していると皮膚が硬くなるので、避けたほうが良い

※ヒビ割れしたり乾燥している指だと、血液が球状になりにくいよー

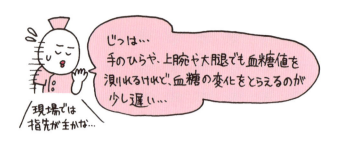

じつは…
手のひらや、上腕や大腿でも血糖値を測れるけれど、血糖の変化をとらえるのが少し遅い…

／現場では指先が主かな…＼

○ <u>耳朶</u>（耳たぶのこと）

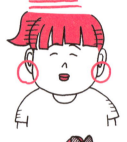

⚠️ 耳たぶで測定するとき、穿刺部位の裏側に看護師の指をおくと、針が貫通したときに針刺しの危険があるため注意！

耳で測るとき、針を出す「カチ！」って音も少しびっくりするよ

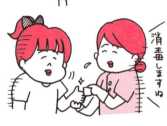

＼消毒しますね／

☆ アルコール綿で消毒したら十分乾燥するまで待つ
→ 乾燥していないと、正しく測定できない

しかも、アルコールなどで薄まってしまうので、正確な血糖値が出ない

作者の経験上、指が乾いていないと穿刺したとき血が広がってしまって測定しにくい…。

⑥ 穿刺針を穿刺して滴状に血液を出す

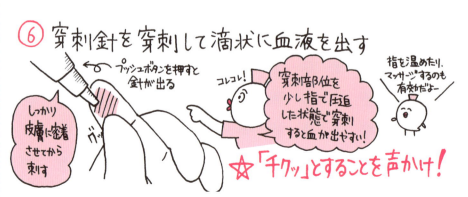

←プッシュボタンを押すと針が出る

しっかり皮膚に密着させてから刺す

コレコレ！

穿刺部位を少し指で圧迫した状態で穿刺すると血が出やすい！

指を温めたり、マッサージするのも有効だよー

☆「チクッ」とすることを声かけ！

LESSON 7 血糖測定

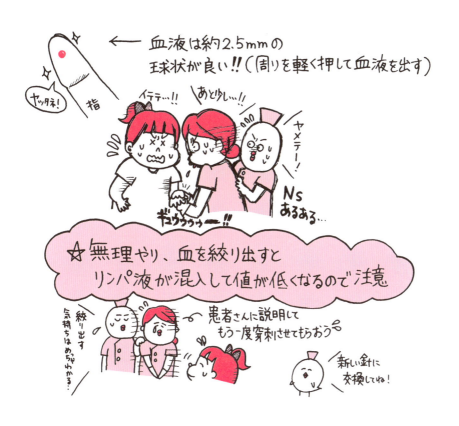

⑦ 測定用チップの先端に血液を接触させると自動的にチップ内に吸引され測定が開始される

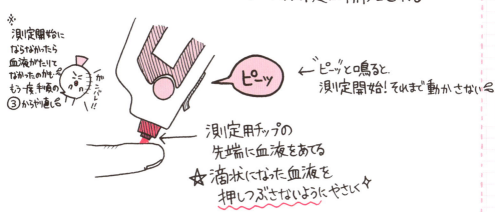

⑧ 穿刺部位をアルコール綿などで圧迫し、止血する

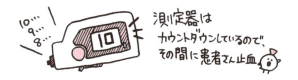

⑨ 測定値が出たら記録

⑩ チップを器具から取り外す。測定器の電源を切る

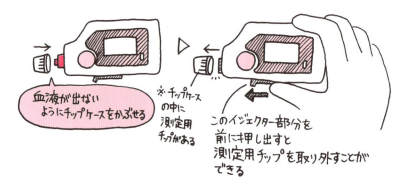

⑪ 穿刺針は針廃棄BOXに捨てる

⑫ 手袋を外し感染性医療廃棄物用のゴミ袋に捨て、手指消毒を行う

⑬ 患者さんに血糖測定が終了したことを伝え、退室する

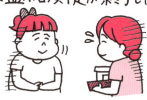

> こんなときはすぐに先輩に報告

🍧 空腹時血糖を測定するはずが、患者さんのもとへ行くと食事をしていた → 血糖測定を行う前に、先輩に報告・相談(患者さんには食事を中断しておいてもらい指示を仰ぐ)

☆ そのまま、食後血糖値として測定し記録を残すときは、"食後"の値ということがわかるようにしておく(食後〇時間など)

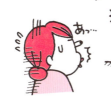

 注意〜
※配膳されると食べてしまう人も多いので、配膳前に血糖測定できるように!!

🍧 あきらかに血糖値が高い
→ 事前に何か食べたりしていないか確認
日々の血糖値の推移を確認! 高血糖症状を観察し先輩に報告. 高血糖で吐き気やめまい、頻脈などがあるとき、意識障害や昏睡状態のあるときはすぐにナースコール!!

何か異変があればすぐに報告!!
命にかかわる!

🍧 血糖値が低い、ボーッとしていたり、眠気が強い、ふるえなど何か低血糖症状がある
→ すぐに報告! 意識レベルが低下しているときはすぐにナースコールする!!
全身状態の観察、低血糖時の対応は医師の指示に従う

先輩NSにきかれるポイント

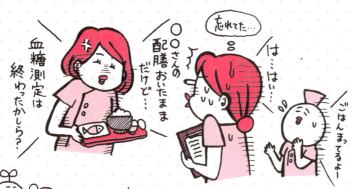

1　低血糖症状ってどんな症状が出るの?

A. 発汗, 動悸, 頭痛, 振戦, けいれん, 倦怠感, めまい, 嘔吐, 悪寒, 昏睡など
（患者さんによって出かたは異なる）

☆低血糖の処置後には医師の指示に従い血糖値の再検を行う!

2　低血糖が確認されたとき経口摂取が可能な人はどんな対応を行う?

A. （医師の指示のもと）ブドウ糖10gなどを摂取してもらい、血糖値の変動、全身状態を観察する

3　では低血糖が確認され、経口摂取が不可能な人はどんな対応を行う?

A. （医師の指示のもと）50%グルコース注射液を静脈内に注射し、血糖値の変動、全身状態を観察する。低血糖を再発する可能性があるため注意する

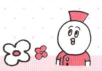

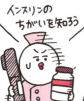
インスリンの
ちがいを知ろう

インスリン注射

準備物品

- ☐ トレイ
- ☐ アルコール綿（不可の人は殺菌消毒綿などを使用）
- ☐ 準備済みのインスリン注射器、ペン型インスリン注入器
  （患者さんによってインスリン製剤の種類や量が違うので注意！）
- ☐ 手袋
- ☐ 針廃棄Box
- ☐ ゴミ袋

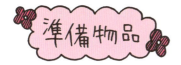
しっかり
確認!!

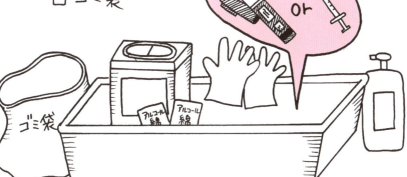

どの種類のインスリンを、どれくらいの量で
いつ投与するのか、しっかり確認!!

〜インスリン注射とは？〜

○ インスリンは血糖を下げるはたらきがある。
　インスリン注射を行うことで、インスリンの作用不足を補うことができる。

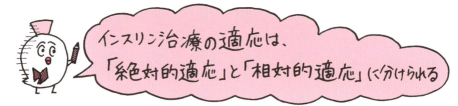
インスリン治療の適応は、「絶対的適応」と「相対的適応」に分けられる

★「絶対的適応」…インスリン療法が絶対必要!! 命にかかわる！

(1) インスリン依存状態（1型糖尿病患者さん）
　→ 1型糖尿病患者さんは、自分でインスリンを作りだすことができないため

(2) 高血糖性昏睡を起こした場合
　→ 高血糖による昏睡であり、命にかかわるためすぐにインスリンの投与が必要となる

(3) 重度の感染症、手術を受けた患者さん
　→ 血糖値が高くなりすぎないように安定させる必要がある。また、食事摂取量も不安定なのでインスリンでコントロールする

（侵襲ストレスでステロイドホルモンやサイトカインなどが分泌され血糖値が上昇しやすい）

(4) 妊娠糖尿病（妊娠をきっかけに発見された糖尿病）
　→ 食事、運動療法だけでは、良好な血糖コントロールができない場合に必要

(5) 糖尿病合併妊娠 (元々糖尿病の人が妊娠した場合)
→ 血糖降下薬は安全性などの観点から使いにくいので、インスリンへ切り替える必要がある

(6) 静脈栄養時の血糖コントロール
→ 栄養製剤で血糖値が上昇することで、インスリン治療が必要となる

(7) 重症な肝障害、腎障害のある患者さん
→ 代謝ができない可能性があるため、経口血糖降下薬は使用せず、インスリン治療が必要となる
食事療法でのコントロールが不十分な場合にインスリン治療の適応になる

★『相対的適応』…血糖コントロールの必要性があり、経口薬ではコントロールが困難な場合.

(1) 著明な高血糖

(2) 2型糖尿病で経口薬療法では、良好な血糖コントロールが得られない

(3) ステロイド治療時に高血糖を認める場合.
→ 糖新生の亢進などにより血糖値が上昇し、インスリン治療が必要になることがある

何故インスリンが必要なのかを把握してから投与しよう♡

さぁ！いよいよインスリンの種類だ！！

🌸 インスリン製剤には、「超速効型」、「速効型」、「混合型」、「中間型」、「持続型」がある。

（組み合わせて使ったりもする）

☆インスリン製剤の種類によって作用時間などが変わってくるので注意!!

▷ 超速効型インスリン製剤

（めっちゃ早い!! 10〜20分で作用発現 3〜5時間持続）

- バイアル：ヒューマログ®注100
- ペン型注入器：アピドラ®注ソロスター®
  ノボラピッド®注フレックスタッチ®
  ヒューマログ®注ミリオペン®

（カートリッジ製剤の紹介は省略します）

特徴：すぐに血糖を下げていくので、食直前投与！食事による血糖値の上昇を防ぐ。

▷ 速効型インスリン製剤

（注射後30分〜1時間で作用出現、5〜8時間持続）

- バイアル：ヒューマリン®R注100
- ペン型注入器：ノボリン®R注フレックスペン®、ヒューマリン®R注ミリオペン®

特徴：食前（30分前）の投与で食事による血糖値の上昇を防ぐ

▷ <u>中間型インスリン製剤</u>

> 1〜3時間後に作用発現 18〜24時間持続

 バイアル：ヒューマリン®N注100

 ペン型注入器：ノボリン®N注フレックスペン®
ヒューマリン®N注ミリオペン®

 特徴 白色の懸濁液

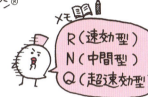
メモ
R（速効型）
N（中間型）
Q（超速効型）

▷ <u>混合型インスリン製剤</u>

〔中間型＋超速効型〕 > 注射後10〜20分、18〜24時間持続

 ペン型注入器：ヒューマログ®ミックス25注ミリオペン®
ノボラピッド®30ミックス注フレックスペン®
ヒューマログ®ミックス50注ミリオペン®

 特徴 白色の懸濁液。医師の指示通り食直前に投与する

〔中間型＋速効型〕 > 注射後30分〜1時間で作用出現、18〜24時間持続

 バイアル：ヒューマリン®3/7注100

 ペン型注入器：ノボリン®30R注フレックスペン®

 特徴 白色の懸濁液。医師の指示通り食前（30分前）に投与

▷持効型溶解インスリン製剤

1～2時間で作用発現、約24時間血糖降下作用が持続

 バイアル：ランタス®注100

 ペン型注入器：トレシーバ®注フレックスタッチ®、レベミル®注フレックスペン®、ランタス®注ソロスター

特徴：無色透明。明らかなピークもなくゆっくり効く

※トレシーバ®注フレックスタッチ®は、42時間以上作用が持続する！

～手順～

① 医師の指示を確認し、指示量のインスリンを確認する

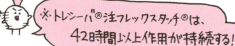

指示簿の内容確認

スライディングスケールの場合は血糖測定の値を見て、インスリンの種類とインスリン量を確認する。

② 手洗い、物品準備、手袋を装着

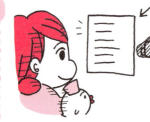

OK!!

インスリン製剤は凍結すると使えなくなる…！

注意!!

☆インスリン製剤は未開封なら冷蔵庫（ドアポケットの部分）、使用中のものは常温で棚などで管理

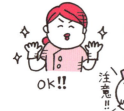

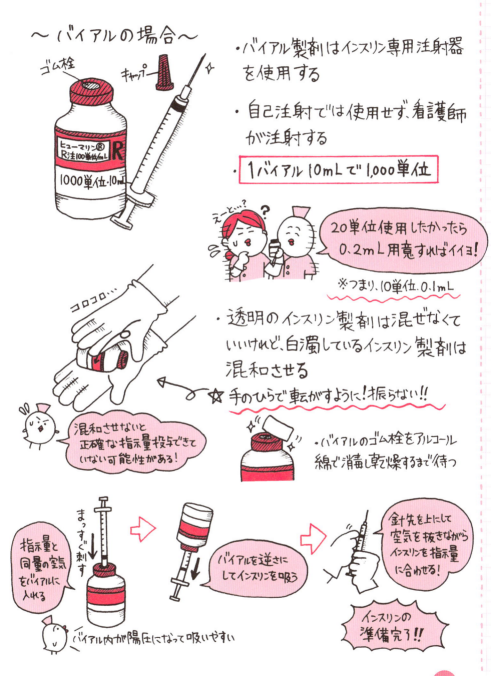

〜ペン型注入器の場合〜

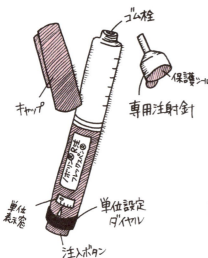

2種類以上のインスリンを使用しているときなど種類間違いに注意

※自己注射を行うときに老眼などで目盛りが見えにくければ、拡大鏡を取り付けることができる

○ 透明なインスリン製剤は混ぜなくてもいいけれど、白濁しているインスリンは10回以上大きく振って混ぜる

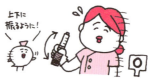

○ ゴム栓をアルコール綿で消毒し針を取り付ける

針刺し注意!

- アルコール綿で拭いて…乾燥するまで待って…
- 針ケースをまっすぐ取り付ける
- 針ケースをまっすぐ取り外すと針キャップが残る
- 針キャップも外しておく

○ 2単位分空打ちする（大事）

空気をぬく & インスリンを針先に満たす

ちゃんと出てる？

針先を上にして注射器内の空気を上に集めて注入ボタンを押し、針先からインスリンが出ることを確認!

※針先からインスリンが出ていないときは、もう2単位空打ち!!

○ 単位を指示量に合わす

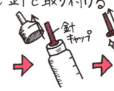

空打ちして"0"に戻っているのを確認してから！

カチカチ…とダイヤルを回して合わせる！

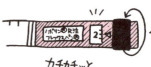

インスリンの準備完了!!

④ インスリンが準備できたら、看護師2人でダブルチェックを行う

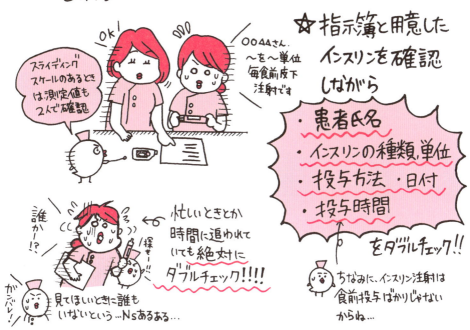

⑤ 物品準備ができたら、患者さんのもとへ行き、患者さんの氏名を確認しインスリン注射を行うことを説明

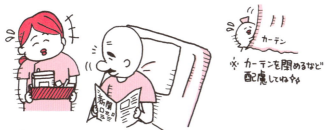

⑥ 看護師は手指消毒を行い手袋を装着する

⑦ 穿刺部位を選んで、アルコール綿で消毒
（アルコール綿不可の人は殺菌消毒綿などを使用）

〜インスリン注射部位〜

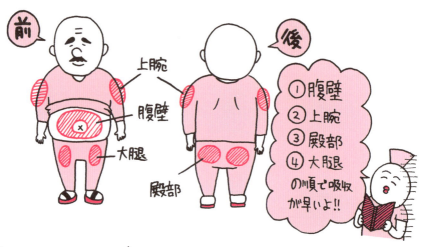

☆毎回同じ場所に穿刺すると、皮下脂肪が厚くなったり、硬くなるなどして、インスリンの吸収が悪くなるので2〜3cmずらして注射する!!

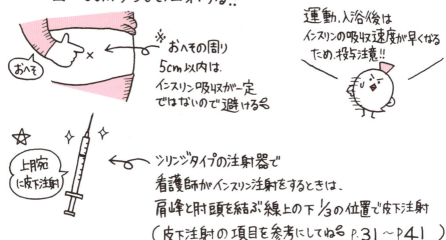

⑧ 穿刺、注射する

～ペン型注入器の場合～

> 穿刺するとき患者さんへ声かけしてね

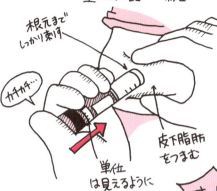

- 穿刺部位を消毒した後、しっかり乾かし、皮下脂肪をつまみ針をしっかり根元まで刺す（直角に刺す）
- 単位表示窓の表示が「0」になるまで、注入ボタンを押す

> すぐに抜かず注入ボタンを押したまま **5〜10秒** 待つ！

※すぐに抜いてしまうと、インスリンが指示量全部入らない可能性がある…
また、注入ボタンを押したままなのは逆血を防ぐため

☆ 専用シリンジでの皮下注射方法は皮下注射の項目を参考にしてね☺

> 専用シリンジで皮下注射をするときは注入後5〜10秒待たなくてOK.

⑨ 抜針し、軽くアルコール綿などで押さえる

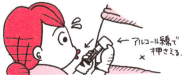

☆ 穿刺部は、もむとインスリンの吸収が速くなってしまうのでもまない！！ 大事

⑩ 針を廃棄する

(ペン型注入器)

針ケースをまっすぐかぶせて回してはずす。

針刺し注意！油断禁物！

☆ ← この最初用意するときに外した針キャップは針刺しの危険性が高いので "絶対にリキャップしない!!!"

最初ついていた細いキャップはすてる！

（専用シリンジでインスリン注射をしたときもリキャップせずシリンジごと針廃棄BOXへ捨てる）

⑪ 患者さんにインスリン注射が終了したことを伝え、退室する

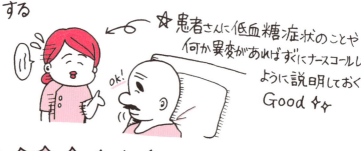

☆ 患者さんに低血糖症状のことや何か異変があればすぐにナースコールしてもらえるように説明しておくとGood ♢♢

こんなときはすぐに先輩に報告

○ インスリン注射後、しばらくして患者さんの様子を見に行くと気分不良の訴えあり

→ 低血糖を起こしている可能性あり！血糖測定、バイタルサイン測定、全身状態を観察し、速やかに報告（血糖測定で低血糖であることが確認された時点ですぐに報告しよう）

○ 検査による絶食予定の患者さんや、食事が食べられない様子の患者さんに、いつも通りインスリン注射してしまった

→ 低血糖を起こす可能性があるためすぐに報告、指示を仰ぐ

先輩NSにきかれるポイント

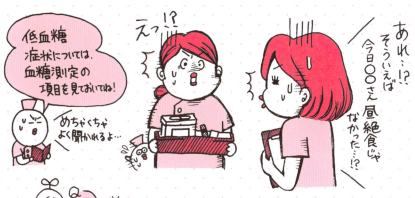

(低血糖症状については、血糖測定の項目を見ておいてね！　めちゃくちゃよく聞かれるよ…)

Q1 普段食前にインスリン投与をしている患者さん、検査で絶食だったり、体調不良で食事困難な患者さんのインスリン注射はどうする？

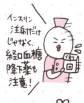
(インスリン注射だけじゃなく、経口血糖降下薬も注意！)

A. 医師に報告し指示を仰ぐ（自己判断で注射しない）
作用時間の長い持効型溶解インスリン製剤（ランタス®など）を使用している場合も血糖値の変動に注意する

Q2 インスリンを1日1回だけ注射の人もいれば1日3回や4回投与する人もいるけど何が違うの？

A. その人の血糖コントロールの状態によって、1日1回中間型インスリンを注射したり、毎食前に超速効型インスリンに加え就寝前に中間型インスリンや、持続型インスリンをくみあわせたりする。作用発現時間、持続時間がインスリンによって異なる

Q3 インスリンの吸収速度を速める要因は？

A. インスリン注射直後の入浴、運動、インスリン注射の穿刺部をもむ。

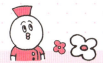

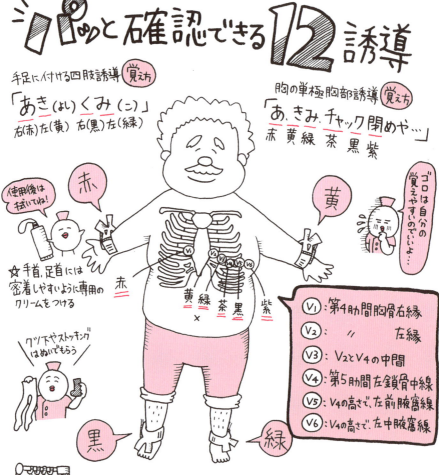

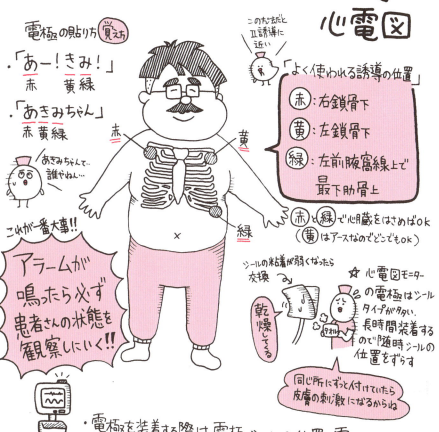

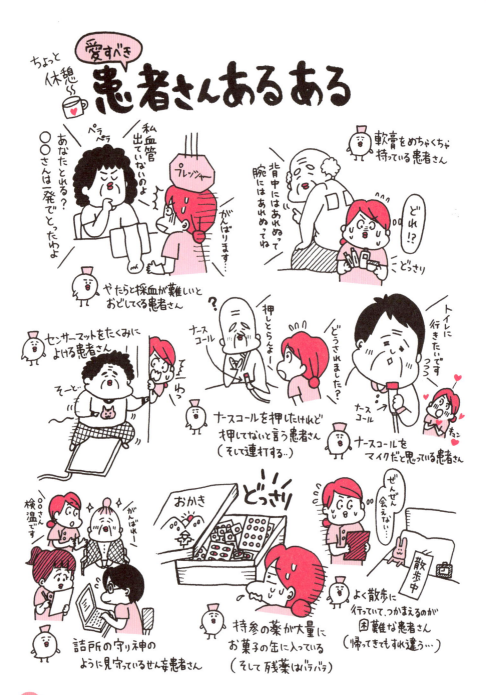

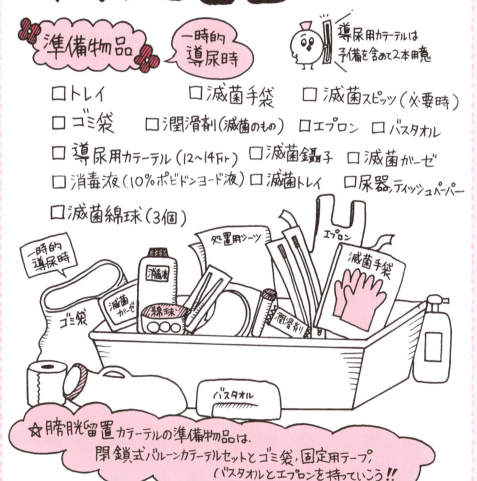

▷ 導尿とは

☆ 排尿困難な患者さんなどに対して、尿道口からカテーテルを挿入することで膀胱内に貯留している尿を排泄する

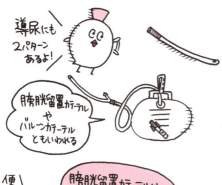

導尿にも2パターンあるよ！

膀胱留置カテーテルやバルーンカテーテルともいわれる

便利だけどね…

膀胱留置カテーテルは尿路感染などのリスクがあるし、ADLも低下しやすくなるためよく考えてから入れよう！そして、必要なくなれば、早めに抜くことも考慮してね♪

「一時的導尿」
- 一時的な尿の排泄 ・残尿量測定
- 無菌尿など尿採取の目的で使うこともある

「持続的導尿」
- カテーテルを留置し、持続的に排泄
- 厳密な水分出納管理に適している
- 局部の創部安静と汚染防止時に使用

※ カテーテルを留置することで、尿路感染のリスクが高くなる!!

▷ 尿量と尿の性状

多量の発汗や下痢で尿が少なくなることもあるよ～

☆ 成人の1日尿量：800～1,500mL/日

尿量は、腎機能、心機能の指標になるからしっかり観察！！！

- 乏尿：400mL/日以下   ・無尿：100mL/日以下
- 多尿：2,500mL/日以上

☆ 正常な尿の性状：透明～淡黄色、黄色で混濁なし

セフゾン®、アドナ®など薬によって尿の色が変わることもあるよ!!

- 黄褐色（濃縮尿、脱水時など）
- 赤褐色、血尿（尿路感染症、尿路結石、糸球体腎炎、悪性腫瘍など）
- 緑色（緑膿菌による膀胱炎など）

明らかな血尿が出現したときはすぐに先輩へ報告!!

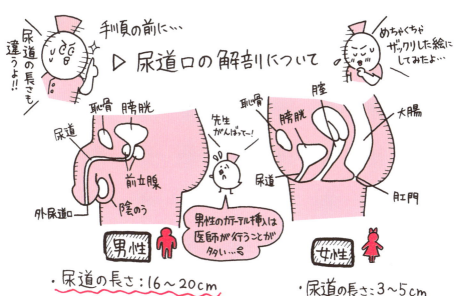

～手順～ "一時的導尿のとき"

女性患者さんを対象とした一時的導尿を説明するね

① 患者さんに導尿を行うことを説明し、同意を得る

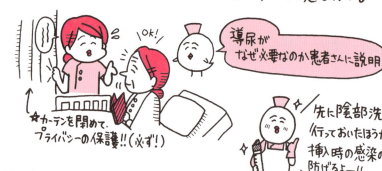

☆カーテンを閉めて、プライバシーの保護!!(必ず!)

導尿がなぜ必要なのか患者さんに説明

先に陰部洗浄を行っておいたほうがカテーテル挿入時の感染のリスクを防げるよー!!

② 患者さんの体位を整える

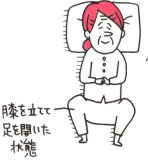

膝を立てて足を開いた状態

☆女性では、仰臥位で両膝を立てて外転・外旋

男性と女性では導尿時の体勢が少しちがうよ!

※男性の導尿の体位についてはあとで説明するね (P.126 参照)

③ 寝衣を下げ、バスタオルをかけるなどして露出は最小限にする

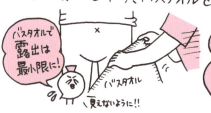

バスタオルで露出は最小限に!

見えないように!!

バスタオル

・パジャマ式のズボンならズボン、下着を脱いでもらう。
・和式寝衣なら下着を脱いでもらい寝衣をしっかり上にめくる

④ 殿部の下に処置用シーツを敷く

処置用シーツ

これをちゃんと敷かないと…シーツが汚れるよ…

⑤ 物品を使いやすいように準備、エプロン装着、手指消毒

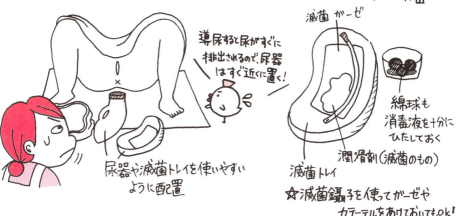

⑥ 滅菌手袋を装着

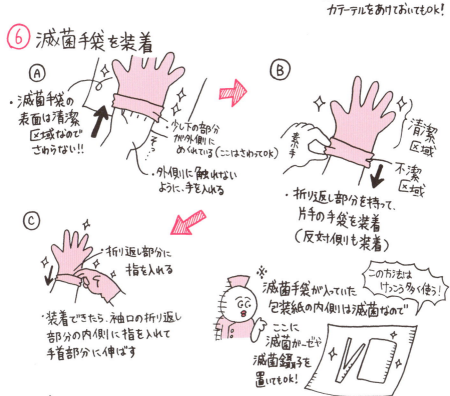

☆ 滅菌操作は、必ず守る!! 不潔になると感染源になってしまう

※ちなみに、滅菌鑷子を使用する場合、片手のみのディスポの滅菌グローブを使用することもあるよ！

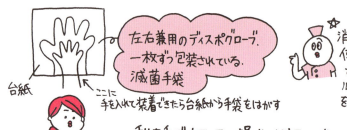

- 利き手でカテーテル操作をするので
  ＝滅菌手袋（ディスポグローブでも可）
- 陰唇を広げておく手
  ＝ディスポのゴム手袋でもOK

☆カテーテルを手で操作するなら、滅菌手袋が必要☆

滅菌鑷子でカテーテル操作をするなら
両手ともゴム手袋（無滅菌）でOKということもあるし…
→病院によって指導のされ方が違うかも…

☆けれど、尿道内に入れるカテーテルは滅菌操作で!!! それだけは忘れないで

今回は、両手とも滅菌手袋を装着した方法で説明していくね!!

⑦ 外尿道口の確認と消毒

患者さんに必ず声かけ!! ビックリしちゃうよ

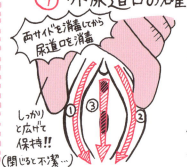

両サイドを消毒してから尿道口を消毒
しっかりと広げて保持!!（閉じると不潔…）

もし、陰部の汚れが強ければ先に、陰部洗浄をしてね

- 利き手とは反対の手の親指と人さし指で陰唇を広げる（この手はもう動かさない！）
- 利き手で鑷子を持ち、綿球で外尿道口を消毒
- 綿球は1回ごとに捨てて、交換する

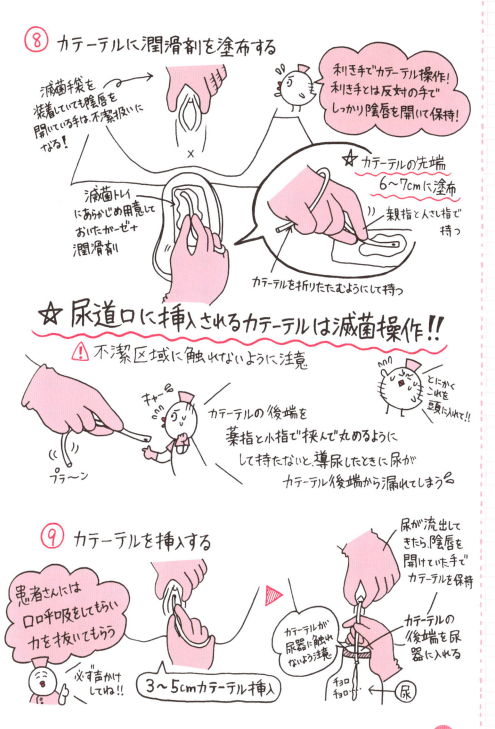

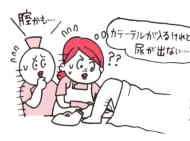

- 女性で、カテーテルを挿入しても尿の流出が確認できないときは、腟に挿入した可能性があるため抜去する
  - ☆腟に入ったカテーテルは、滅菌ではなくなるので、新しいカテーテルで挿入し直す

恥骨上部を軽く圧迫してみてもOK⇒膀胱に尿が溜まっていない可能性もある

- カテーテル挿入時に抵抗感があったり、患者さんに痛みがあったりすれば、無理にカテーテルは挿入しない
  - ☆新しいカテーテルに交換して、再度しっかり外尿道口の位置を確認する。尿道損傷が疑われるときは導尿せず先輩に報告・相談する

尿道損傷は男性に多い⇒

⑩ **カテーテルを保持しながら、尿を排出する**

☆滅菌尿採取のときは、滅菌コップに排出する

- 尿がすべて排出されるまで、しっかりとカテーテルを保持する
- 尿の排出が弱まってきたら、患者さんに腹圧をかけてもらい尿を出しきる

腹圧をかけてもらったときにカテーテルが抜けないように注意！

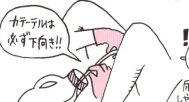

※カテーテルの後端が尿器の内側やたまった尿につからないよう注意！

カテーテルは必ず下向き!!

尿も排出しやすいように！

カテーテル後端は膀胱の位置よりも低くして、逆行性感染が起こらないようにする！

⑪ 尿を出し切ったら、カテーテルを抜去する

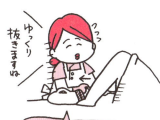

- 患者さんに口呼吸してもらい、力を抜いてもらう
- カテーテル内の尿が逆流しないように、カテーテルを折り曲げたり、しっかりつまむなどして、ゆっくり抜去する

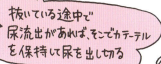
抜いている途中で尿流出があれば、そこでカテーテルを保持して尿を出し切る

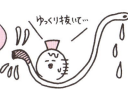
☆カテーテルを勢いよく抜くと、カテーテル内の尿が飛び散ったり、尿道内に逆流することも…

⑫ 片付け、患者さんの寝衣や環境を整えて退室する

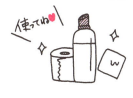

- ティッシュペーパーや濡れたガーゼなどを使って、陰部を拭く

陰部に消毒液や潤滑剤、尿がついているので、陰部洗浄するなどして、キレイにしてあげてね

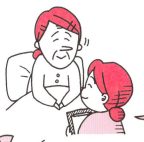
排尿量、性状、患者さんの状態など記録してね

【観察ポイント】
- 尿量、尿の性状（色、混濁の有無）
- 残尿感の有無
- 導尿後の排泄状態（自尿の有無）
- 下腹部の疼痛や違和感の有無
- 導尿後、発熱の有無などの全身状態の観察

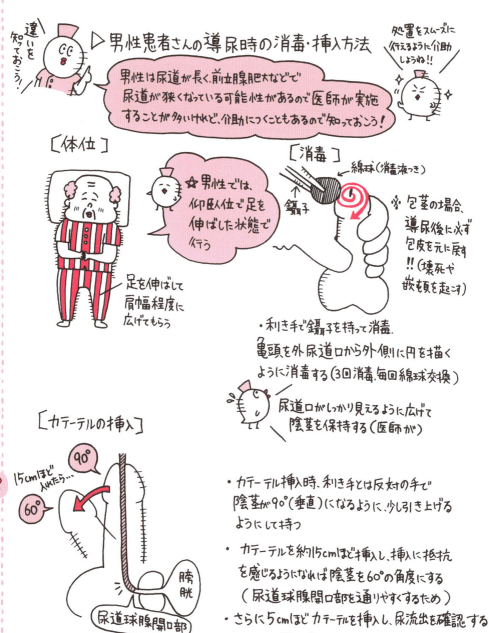

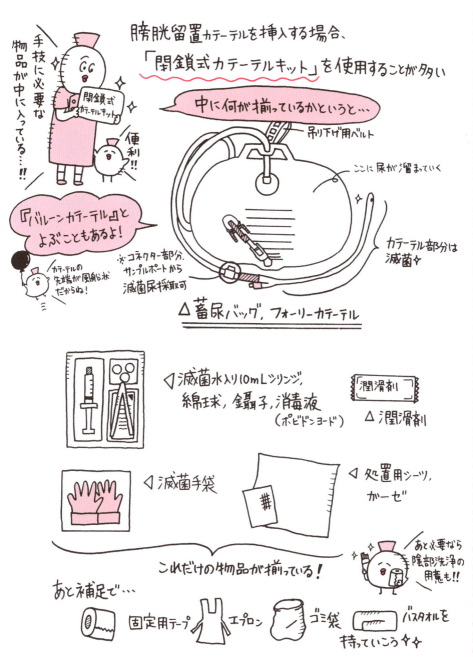

～手順～ "膀胱留置カテーテルの場合"

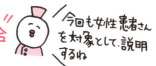
今回も女性患者さんを対象として、説明するね

① 患者さんにカテーテル挿入を行うことを説明し、同意を得る

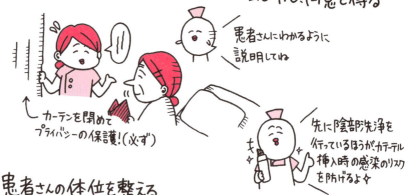

患者さんにわかるように説明してね

カーテンを閉めてプライバシーの保護！(必ず)

先に陰部洗浄を行っているほうが、カテーテル挿入時の感染のリスクを防げるよ♡

② 患者さんの体位を整える

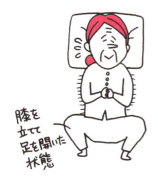

膝を立てて足を開いた状態

一時的導尿のときと同じで女性は、仰臥位で両膝を立てて、外転・外旋

③ 寝衣を下げ、バスタオルをかけるなどして露出は最小限にする

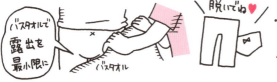

バスタオルで露出を最小限に

脱いでね♡

- パジャマ式のズボンなら、ズボン、下着を脱いでもらう
- 和式寝衣なら下着を脱いでもらい寝衣をしっかり上にめくる

④ 手指消毒、エプロン装着、物品を使いやすいように配置する

エプロン

ベッド柵や、オーバーテーブルの位置を変えて手技をしやすいように!!

⑤ カテーテルキットを開く

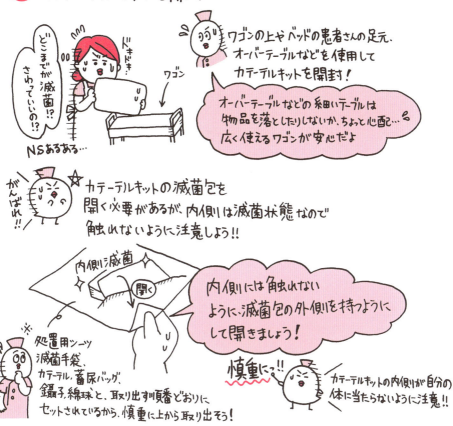

⑥ 防水シーツを取り出し、患者さんの殿部下に敷く

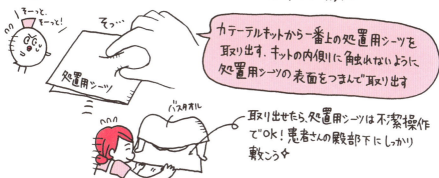

⑦ カテーテルキットを患者さんの足元へ移動させる

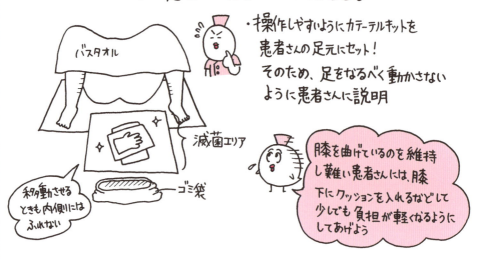

⑧ 滅菌手袋を装着する

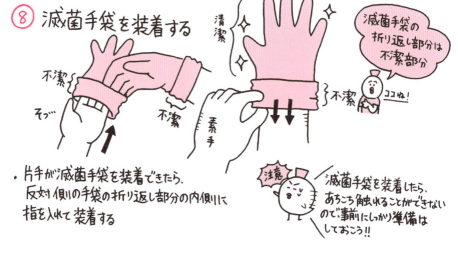

- 片手が滅菌手袋を装着できたら、反対側の手袋の折り返し部分の内側に指を入れて装着する

⑨ 物品を準備する

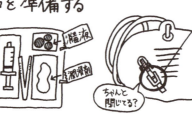

- 綿球を消毒液に浸しておく
- 潤滑剤をトレイ内に出しておく
- 排液口がクランプされているか確認

☆滅菌手袋装着しているのでカテーテルキット内は触ってもOK!!

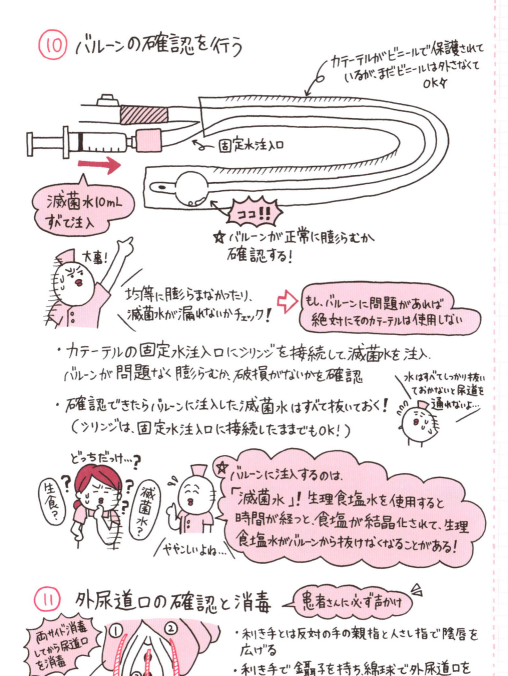

⑫ カテーテルに潤滑剤を塗布する

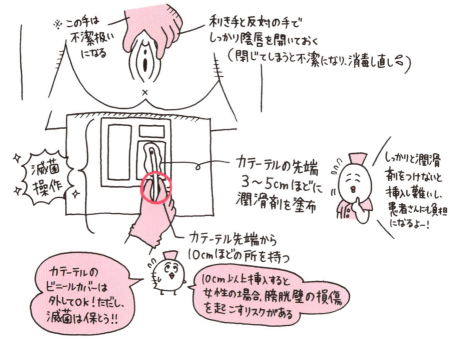

⑬ カテーテルを挿入する

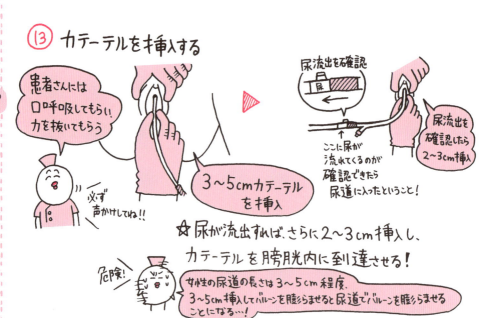

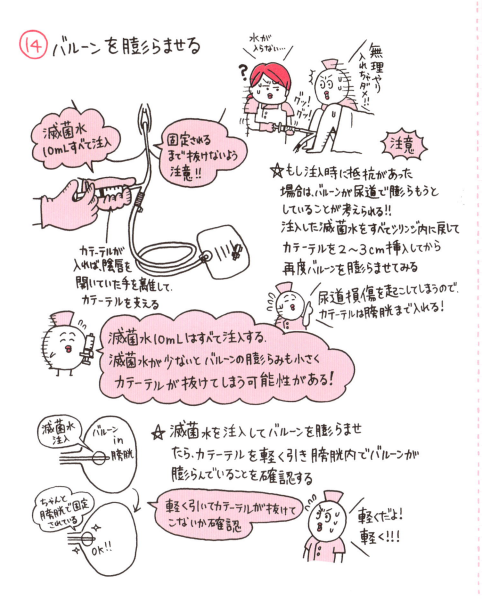

⑯ カテーテルの固定

- 女性の場合は **大腿、または腹部に固定する**
  ☆陰部の近くでテープ固定をすると、膣の分泌物や排泄物などでカテーテルが汚れやすくなってしまう。カテーテルの汚染を防ぐためにも大腿や腹部に固定する（前面）

- カテーテルは少しゆとりをもって固定
  ☆引っ張られたりすると、尿道損傷やカテーテルが抜けてしまうリスクがある
  しかも引っ張られると痛いのよ…

- 固定する場所を随時変える
  ☆同じ場所でテープ固定を続けていると皮膚トラブルを起こしやすい

☆膀胱留置カテーテルを挿入したら、1日1回は陰部洗浄の必要あり！！（感染予防のため）

☆男性は必ず腹部に陰茎を上向きにして固定！
大腿はダメ！尿道損傷のリスク

ちなみに… テープの貼り方について…

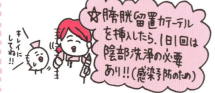

✗ カテーテルにゆとりがないうえに、テープを1枚カテーテルを大腿に押し付けるように貼ると、テープが剥がれやすい。さらにカテーテルが引っ張られてしまう…

土台のテープは角を切って丸くしたほうがはがれにくい
上のテープはカテーテルを包むように貼る

○ カテーテルにゆとりもあり、テープ固定も土台のテープとカテーテル用のテープ2枚を使ってしっかり固定されている

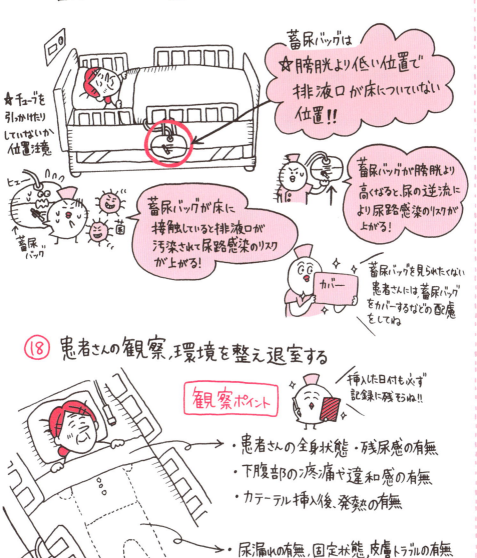

こんなときはすぐに先輩に報告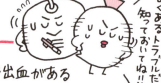

- 導尿時、カテーテルを挿入すると強い痛みや出血がある

  → 尿道損傷の可能性があるため、導尿は中止し、先輩へ報告、相談、医師の指示を仰ぐ

- 膀胱留置カテーテル挿入中の患者さんに、陰部の発赤や出血、疼痛が出現

  → 陰部潰瘍を起こしていると考えられるため、カテーテルの固定状態を確認して固定する位置を毎回ずらすなど必要。先輩へ報告し、医師の指示を仰ぐ

- 膀胱留置カテーテル挿入中の患者さんに、発熱や血尿、膀胱刺激症状（下腹部痛・尿意）が出現

  → 尿量、尿の性状の観察、チューブ閉塞の有無や全身状態の観察
  尿路感染症の可能性があるため、先輩に報告、相談
  カテーテルの入れ替えが必要になることが予測される

- 膀胱留置カテーテル挿入中の患者さん、尿漏れしていることが確認できる

  → 尿路感染症により、膿などでカテーテルが閉塞したり、感染の刺激で膀胱収縮が促進されることで起こる可能性がある
  尿量、尿の性状、チューブ閉塞の有無など全身状態の観察
  バルーン内の固定水量（10mL）に問題がないかを確認
  固定水が少ないときは滅菌水を10mLになるように追加して経過観察
  バルーンの固定水量に問題がなければ、先輩に報告・相談する

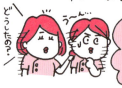

尿量、尿の性状や尿の流出状態、患者さんの全身状態で「ん？」「あれ？」と思うことがあれば、一度先輩に相談してみよう！！

先輩NSにきかれるポイント

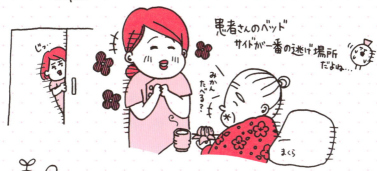

Q1 男性・女性の尿道の長さは？カテーテルの太さは？

前立腺肥大症でカテーテルが通りにくい場合は太めのカテーテルを使用する

A. 男性は16〜20cm，女性は3〜5cm．カテーテルは成人で12〜18Frを使用．14Fr，16Frを使用することが多い．12Fr，14Frは尿道狭窄の患者さんで使用．膀胱内出血を起こしている患者さんはカテーテル閉塞のリスクが高いため、太めのカテーテルを使用することがある

Q2 男性と女性のカテーテルの固定部位は？

男性は必ず陰茎を上向きに固定!!

A. 女性だと、腹部か大腿前面．男性の場合は、必ず陰茎部を上向きにして固定（下向きだと、カテーテルによる尿道陰のう角の圧迫で尿道損傷、血行障害を起こす可能性がある）

Q3 膀胱留置カテーテル使用中の患者さん．日々の観察点と日常生活で注意することは？

A. 尿路感染症を起こしていないか，全身状態，尿量，性状，混濁の有無や皮膚障害を起こしていないか観察
日常生活では、動きが制限されること、カテーテルを引っ張らない蓄尿バッグを高く持ち上げないなど注意してもらう必要あり！

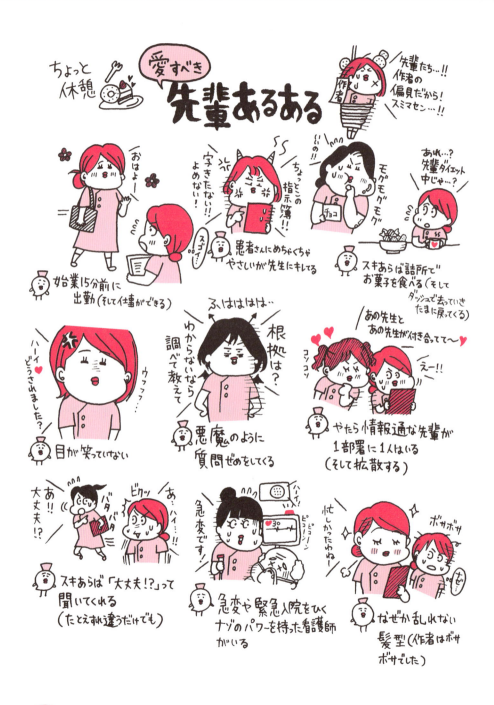

LESSON 10
輸液ポンプ シリンジポンプ

慎重に操作しよう！

便利だけれど危険にもなり得る…!!

準備物品
- ☐ 輸液ポンプ ☐ トレイ ☐ アルコール綿 ☐ 支柱台 ☐ 手袋
- ☐ 点滴＋輸液セット（ポンプ専用のものを接続）← 輸液ポンプ使用時
- ☐ シリンジポンプ
- ☐ ロック式シリンジ＋延長チューブ ← シリンジポンプ使用時

電源コードも忘れずに◆

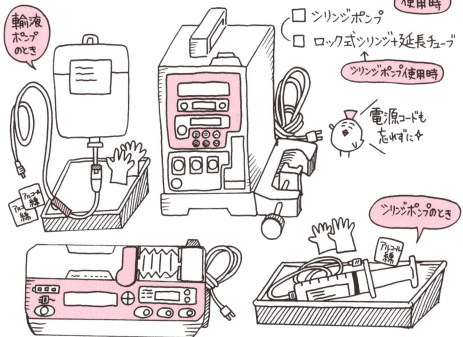

～輸液ポンプ，シリンジポンプとは何か？～

☆設定した時間あたりの流量で持続的に薬を投与することができる

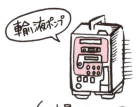
輸液ポンプ
・流量や総投与量が比較的多い場合使用
・50mL以上の投与が可能

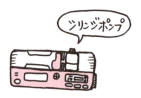
シリンジポンプ
・0.1mL/hでの流量設定が可能
・微量で薬剤コントロールを行うときに使用
・50mLまでしか投与できない

輸液完了アラームや気泡や閉塞検出アラームも付いていて安心

～どんなときに使用するのか～

ICUやOPE場だけでなく病棟でもよく使うよ！

薬剤の厳密な管理を行うときにおもに使用

① 薬剤を一定の流量で投与する必要があるとき
  ・化学療法，インスリン入りの輸液製剤など

② 中心静脈栄養など24時間で均等に投与したいとき
  ・高カロリー輸液製剤など

③ 微量で正確な量や速度を投与したいとき
  ・心・血管作動薬，抗不整脈薬，麻薬，鎮静薬など

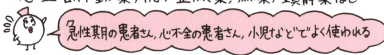
急性期の患者さん，心不全の患者さん，小児などでよく使われる

④ クレンメを手で調整しての滴下コントロールが困難なとき

～手順～ "輸液ポンプを使用するとき"

① 医師の指示を確認し物品を準備する

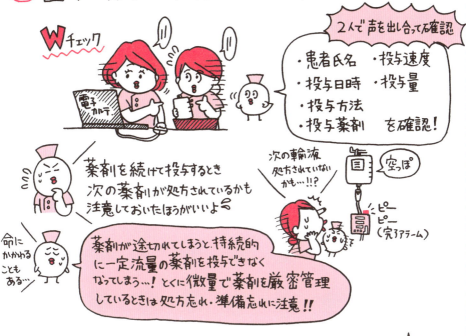

2人で声を出し合って確認
- 患者氏名　・投与速度
- 投与日時　・投与量
- 投与方法
- 投与薬剤　を確認！

薬剤を続けて投与するとき次の薬剤が処方されているかも注意しておいたほうがいいよ

次の輸液処方されていないかも…!!?　ピーピー（完了アラーム）空っぽ

命にかかわることもある…

薬剤が途切れてしまうと、持続的に一定流量の薬剤を投与できなくなってしまう…！とくに微量で薬剤を厳密管理しているときは処方忘れ・準備忘れに注意!!

② 手洗い、手指消毒、手袋を装着し薬剤を準備する

- アンプル、バイアルの薬剤の準備方法（P.33～36参照）
- 輸液バッグの準備方法（P.52～55参照）

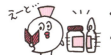

20滴か60滴　しっかり袋を見て!!　ポンプ用輸液セット　20滴

☆輸液ポンプを使用するとき必ず専用の輸液セットを使用する！　ここが違う♪

☆一般的によく使われている"流量制御型"輸液ポンプは、輸液チューブを押圧して、ポンプ速度をコントロールするため専用の輸液セットじゃないと正確な流量にならない…

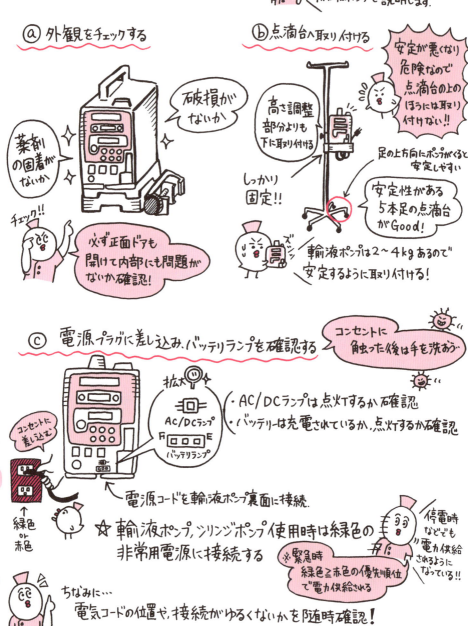

④ 患者さんに薬剤投与を行うことを説明する

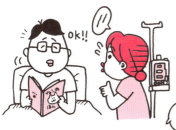

・薬剤投与前の患者さんの全身状態の観察
・薬剤と患者さんの認証確認

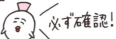
必ず確認!

⑤ 輸液ポンプの電源を入れ、セルフ動作の確認を行う

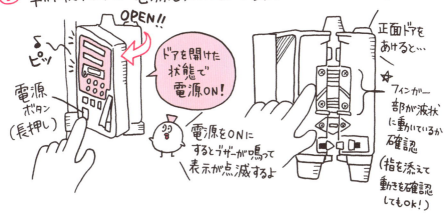

⑥ 解除レバーを右に開いてチューブクランプを解除する

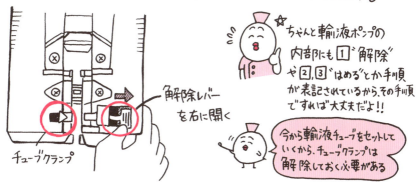

⑦ 輸液ラインの装着

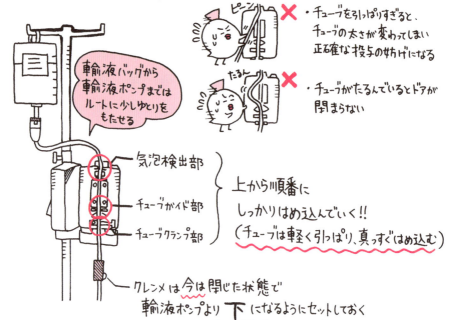

⑧ ドアを閉める

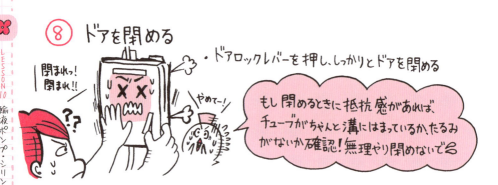

⑨ 流量を設定する

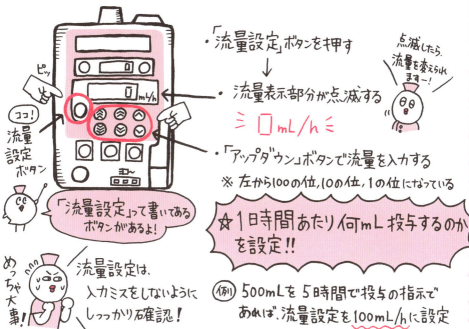

- 「流量設定」ボタンを押す
  ↓
- 流量表示部分が点滅する
  ≧ ☐mL/h ≦
- 「アップダウン」ボタンで流量を入力する
  ※ 左から100の位、10の位、1の位になっている

☆ 1時間あたり何mL投与するのかを設定!!

(例) 500mLを5時間で投与の指示であれば、流量設定を<u>100mL/h</u>に設定

点滅したら流量を変えられますー!

流量設定は、入力ミスをしないようにしっかり確認!

「流量設定」って書いてあるボタンがあるよ!

めっちゃ大事!

⑩ 予定量を設定する

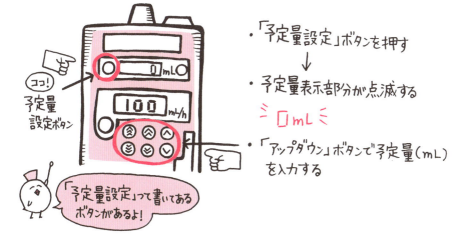

- 「予定量設定」ボタンを押す
  ↓
- 予定量表示部分が点滅する
  ≧ ☐mL ≦
- 「アップダウン」ボタンで予定量(mL)を入力する

「予定量設定」って書いてあるボタンがあるよ!

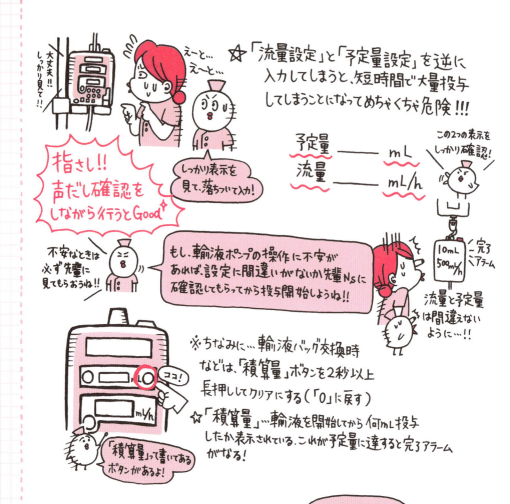

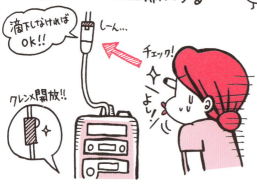

⑪ クレンメを全開にする

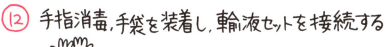
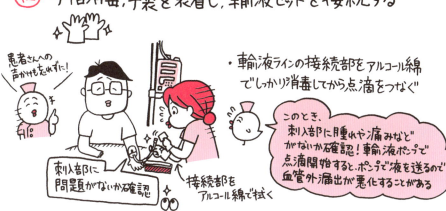
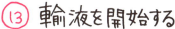
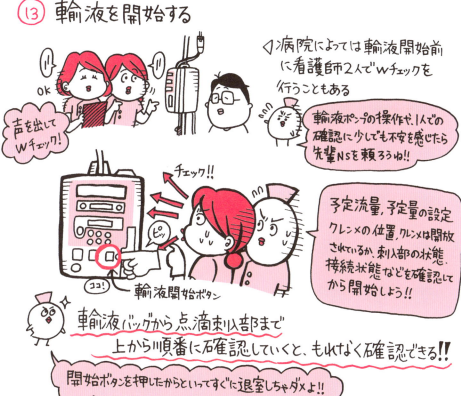

⑭ 輸液ポンプの作動状態、患者さんの観察を行い、退室する

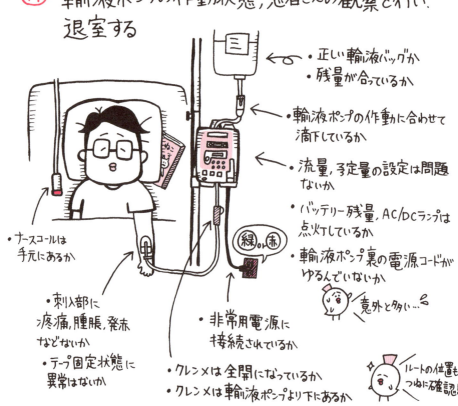

- 正しい輸液バッグか
- 残量が合っているか
- 輸液ポンプの作動に合わせて滴下しているか
- 流量、予定量の設定は問題ないか
- バッテリー残量、AC/DCランプは点灯しているか
- 輸液ポンプ裏の電源コードがゆるんでいないか（意外と多い…）
- 非常用電源に接続されているか
- クレンメは全開になっているか
- クレンメは輸液ポンプより下にあるか
- ナースコールは手元にあるか
- 刺入部に疼痛、腫脹、発赤などないか
- テープ固定状態に異常はないか

ルートの位置もつねに確認！

☆ 患者さんへは、アラームが鳴ったり刺入部に痛みや違和感があればすぐにナースコールをしてもらうように伝える

☆ 輸液ポンプの作動状態・点滴投与状態・患者さんの様子観察を適宜行う!!

[注意]

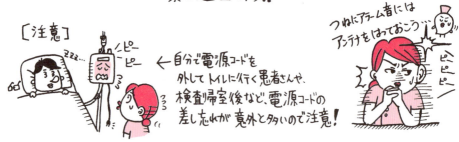

← 自分で電源コードを外してトイレに行く患者さんや、検査帰室後など、電源コードの差し忘れが意外と多いので注意！

つねにアラーム音にはアンテナをはっておこう

～輸液ポンプのアラーム対応～

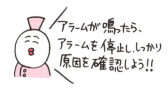
アラームが鳴ったら、アラームを停止し、しっかり原因を確認しよう!!

気泡アラーム

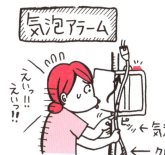

・輸液チューブに気泡が入っていないか、輸液バッグが空になって空気が輸液チューブに入っていないかチェック!!

← 気泡を点滴筒まで指ではじいてあげる
← クレンメは必ず閉じる!

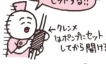
気泡を取り除いたら再度輸液チューブをセットする!!

← クレンメはポンプにセットしてから開ける

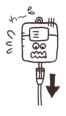

☆ 輸液ポンプのドアを開けるときは **必ずクレンメを閉じる!**
クレンメが開いたままだと、輸液バッグ内の薬剤が急速投与されてしまう!!

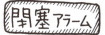
これが「フリーフロー」と呼ばれる

閉塞アラーム

・輸液チューブが屈曲、閉塞していないか、体の下敷きになっていないか
・クレンメが閉じたままになっていないか
・三方活栓使用時は、投与経路が閉じられていないかチェック!

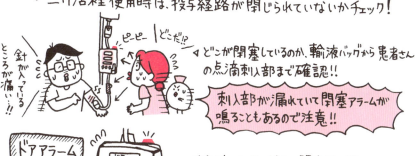

← どこが閉塞しているのか、輸液バッグから患者さんの点滴刺入部まで確認!!

刺入部が漏れていて閉塞アラームが鳴ることもあるので注意!!

ドアアラーム

輸液ポンプのドアが閉まっていない
↑ 輸液チューブがしっかりセットされているかチェック!!

半ドアで…チューブちゃんとセットしてる?

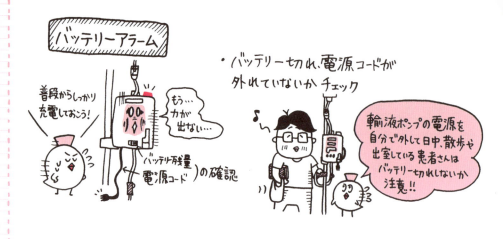

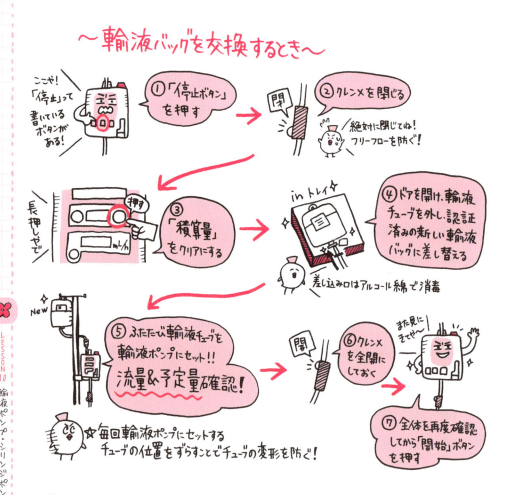

〜手順〜 "シリンジポンプを使用するとき"

① 医師の指示を確認し物品を準備する

2人で声を出し合って確認
・患者氏名 ・投与薬剤
・投与日時 ・投与速度
・投与方法 ・投与量を確認!

命にかかわることもある

輸液ポンプの項目でも言ったけれど…
シリンジポンプは微量投与で薬剤コントロールしているので
薬の処方忘れ・準備忘れがないように注意!!!

☆ 何の薬で、何時間でシリンジを交換しないといけないのか
絶対に把握しておく!!

② 手洗い、手指消毒、手袋を装着し薬剤を準備する

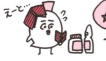

☆アンプル、バイアルの準備方法 (P.33〜36参照)

シリンジポンプは必ずロック式のシリンジを使用!!

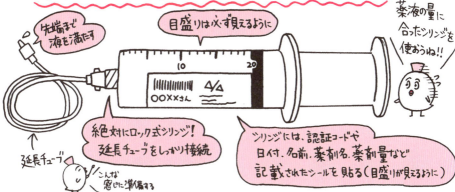

先端まで液を満たす
目盛りは必ず見えるように
薬液の量に合ったシリンジを使おうね!!
絶対にロック式シリンジ! 延長チューブをしっかり接続
こんな感じに準備する
↑延長チューブ
シリンジには、認証コードや日付、名前、薬剤名、薬剤量など記載されたシールを貼る(目盛りが見えるように)

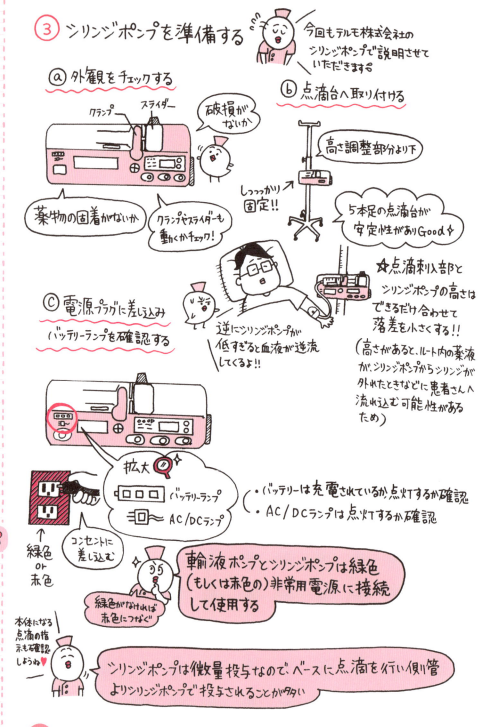

④ 患者さんに薬剤投与を行うことを説明する

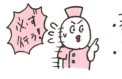

- 薬剤投与前の患者さんの全身状態観察
- 薬剤と患者さんの認証正確認

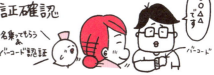

⑤ シリンジポンプの電源を入れ、セルフ動作の確認を行う

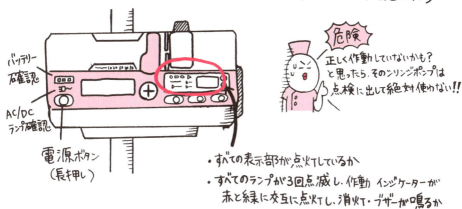

- すべての表示部が点灯しているか
- すべてのランプが3回点滅し、作動インジケーターが赤と緑に交互に点灯し、消灯・ブザーが鳴るか

⑥ クランプを引き上げる

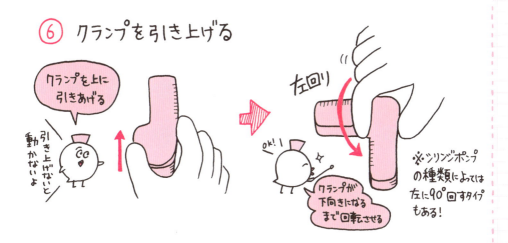

⑦ クラッチを押してスライダーフックを開き、スライダーを右へ動かす

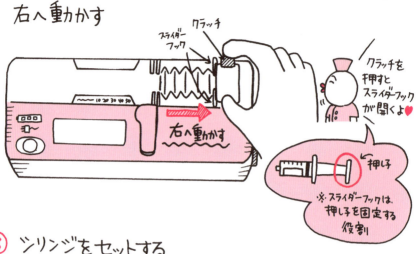

⑧ シリンジをセットする

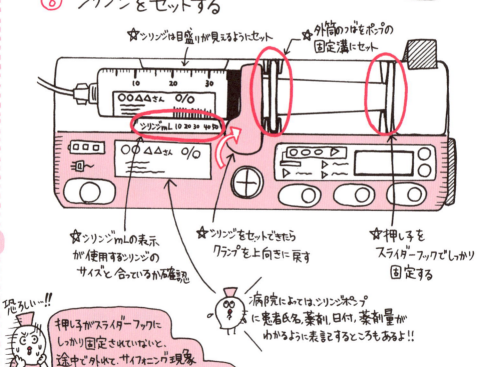

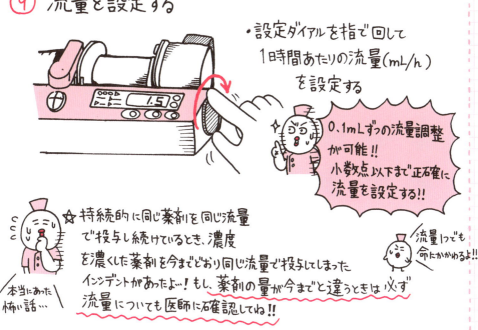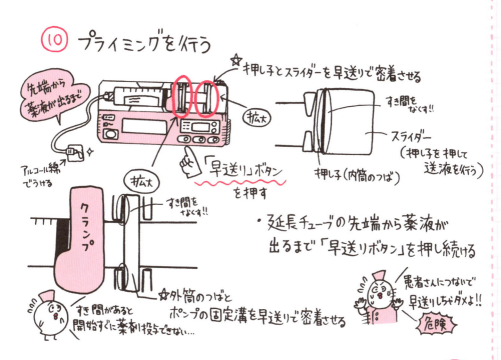

⑪ 積算量をクリアする

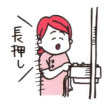

- プライミングした分も積算量に加算されてしまうので、いったん「積算クリア」ボタンを長押しして、クリアする

⑫ 手指消毒、手袋装着し、輸液セットに接続する

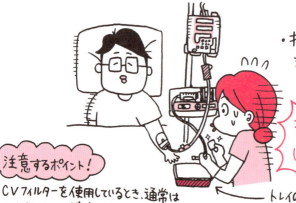

- 接続する側管（三方活栓など）をアルコール消毒してから接続する

接続する前に投与経路に間違いがないか必ず確認

トレイの上でアルコール綿で消毒＆接続をする

注意するポイント！

- CVフィルターを使用しているとき、通常はフィルターより下（患者さん側）から投与する
（※特殊な場合もあるので詳しくは薬剤部に相談を！）
- 配合変化を起こしやすい薬剤とは同一ルートから投与しない！
- ベースの点滴も投与速度が不安定にならないように輸液ポンプを使用したほうがよい！
- ほかのルートとからまらないように接続を行う!!

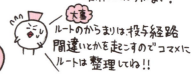

大事!
ルートのからまりは投与経路間違いとかを起こすのでコマメにルートは整理してね!!

ちなみに… 三方活栓の向きについて

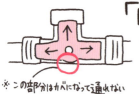

「R型」
- 矢印の描いてある方向は開通しており流れる
※この部分はカベになって通れない

「L型」
- "OFF"と描いてある方向は閉じており流れない
※"OFF"になっているところ以外は流れる

⑬ 輸液を開始する

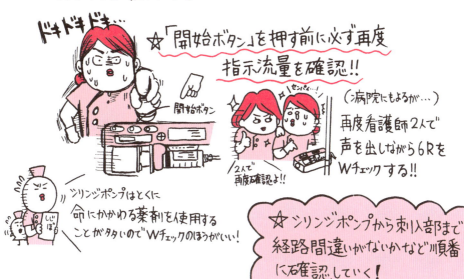

⑭ シリンジポンプの作動状態、患者さんの観察を行い退室する

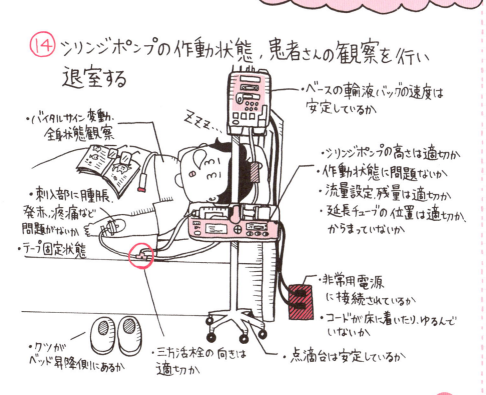

☆開始したからといってすぐに退室せずに、シリンジポンプの作動状態を確認したり患者さんの環境を整えてから退室する!!

開始10〜15分で一度様子も見に行ってね!!

アラームが鳴ったり、何か異変があればすぐにナースコールしてもらうように患者さんに伝える

大切 ナースコールは必ず患者さんの手元に!

〜シリンジポンプのアラーム対応〜

アラームが鳴ったら、アラームを停止し、アラームの原因をしっかり確認・対応しよう✨

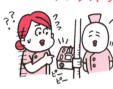

閉塞アラーム

シリンジポンプは微量で投与していくのでアラーム検出まで時間がかかる…つねに問題がないか観察してね!!

・延長チューブが屈曲、閉塞、下敷きになっていないか
・三方活栓の向きなど、投与経路が閉じられていないか
・刺入部に血管外漏出や血液凝固など起こっていないかチェック

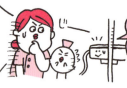

どこだどこだ…

原因を探すとき、投与薬剤から刺入部まで順番に確認していく!

押し子アラーム

・押し子が外れている

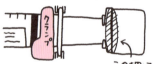

この押し子がきちんとセットできていない

セットしなおそうね

☆押し子をセットし直して、プライミングする

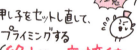

注意 接続を外さないと患者さんに投与されちゃうよ❗

（絶対に一度接続を外してプライミングする!!）

残量アラーム

- シリンジ内の残量が少なくなったので、シリンジの交換が必要

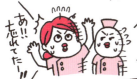

次のシリンジを準備していない…
とか処方されていない…とか絶対にないように!!

残0.5mLほどになるとアラームがなるよ!!

残量アラームは停止/消音しても送液が続く！完全にシリンジが空になると残量＋閉塞アラームとして鳴るけれど、シリンジが空になってからアラームが検出されるまで時間がかかってしまうので、残量アラームが鳴った時点で新しいシリンジに交換したほうがいい!!

バッテリーアラーム

- 電源コードが外れていたり、ゆるんでいないか確認

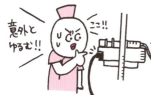

意外とゆるむ!!
ここ!!

意外と本体とコードの接続がゆるんでいたり、外れてしまっていることが多い

すぐに電源に差し込んで対応！
つねに充電しておこうね！

※輸液ポンプのときも同じだけれど、自分で電源コードを抜いて行動する患者さんや、検査帰室後は、電源コードの接続忘れに注意!!

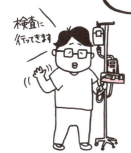
検査に行ってきます

ちなみに…帰室時は、輸液ポンプやシリンジポンプの作動状態や刺入部などすべて問題ないか確認してね

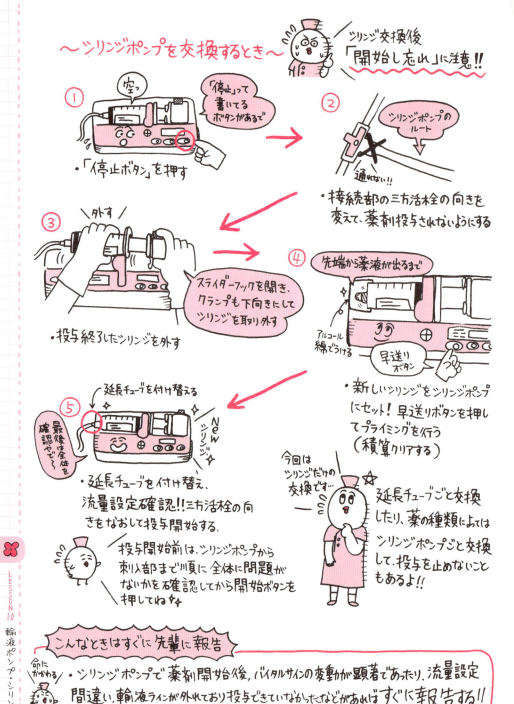

先輩NSにきかれるポイント

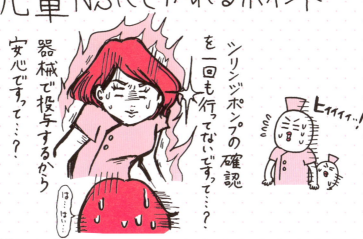

シリンジポンプの確認を一回も行ってないですって…？

器械で投与するから安心ですって…？

は…はい

ヒイイイッ！

Q1 シリンジポンプ、輸液ポンプを使用する際、流量・予定量などの設定以外に観察するところは？

薬剤の混濁などにも注意

A. 血管外漏出など刺入部に問題はないか、ルートの位置、ポンプの固定や点滴台が安定しているか、バッテリーや電源コードが接続されているか、ポンプの高さや三方活栓の向きは正しいか、ナースコールや靴の位置など
そして何より（シリンジポンプのときはとくに）バイタルサイン変動、全身状態観察！

Q2 シリンジポンプ、輸液ポンプ使用時に日常生活で注意することは？

ちなみにポンプ類はMRIには容易に持ちこめないので注意

MRIは専用のポンプがある

A. 転倒しないように、コードやルートの位置を整理し、点滴台も安定しているか確認する。また、電源コードの入れ忘れがないか随時観察する。夜間のアラームなど、患者の負担にならないようにコマメにポンプの作動状態や点滴残量など確認を行い、アラームにはすぐに対応する。

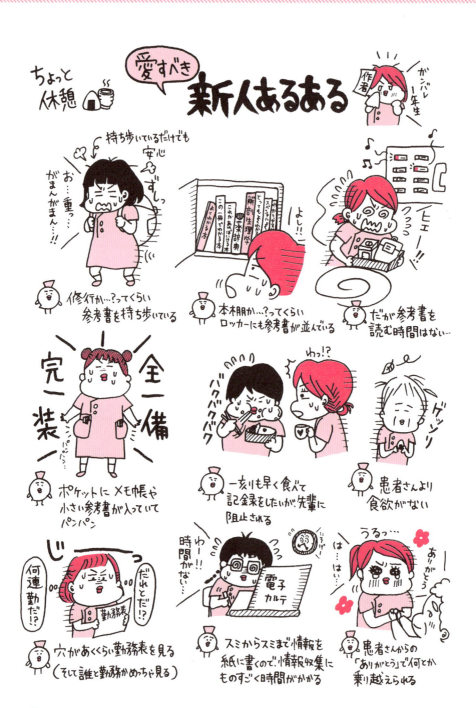

LESSON 11 グリセリン浣腸

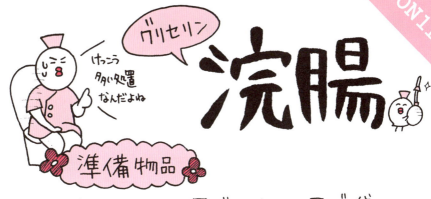

けっこう多い処置なんだよね

準備物品

- ☐ トレイ
- ☐ バスタオル
- ☐ ゴミ袋
- ☐ 処置用シーツ
- ☐ 膿盆
- ☐ 潤滑剤（ワセリン、オリーブ油など）
- ☐ 手袋
- ☐ エプロン
- ☐ ティッシュペーパー（もしくはガーゼ）
- ☐ ディスポーザブルグリセリン浣腸液（グリセリン浣腸液50％）

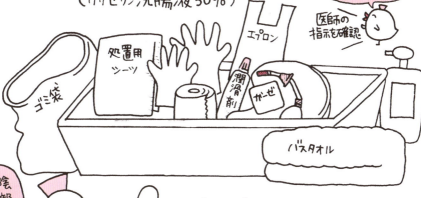

大人はグリセリン浣腸で60mLや120mLをよく使う

医師の指示を確認

陰部洗浄の用意を持っていくこともある

☆ 状況によってはポータブルトイレ・便器などを持っていく

～グリセリン浣腸とは？～

「便のすべりもよくなる」

☆ グリセリン浣腸液を直腸内に注入すると、直腸内で水分を吸収し、刺激作用・腸蠕動を亢進して排便を促す
また、浸透圧が高く、便を軟らかくする作用がある

S状結腸あたりの排便に効果ありっ！

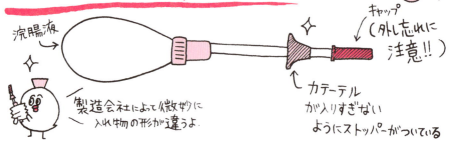

← 浣腸液

製造会社によって微妙に入れ物の形が違うよ。

キャップ（外し忘れに注意!!）

↑ カテーテルが入りすぎないようにストッパーがついている

～浣腸の禁忌～

「浣腸しないでね」

① 腸管内出血、腸管穿孔、腹腔内炎症がある、疑われる人
　… 腸管外漏出による腹膜炎誘発、グリセリンの吸収による溶血、腎不全のリスク

② 全身状態の悪い人
　… 強制的な排便により衰弱状態を悪化させ、ショックを起こしたり、全身状態悪化のリスクがある

③ 下部消化管手術直後
　… 腸蠕動亢進による腸管縫合部の離開のリスク

④ 吐き気や激しい腹痛など、腸管閉塞などが疑われる場合
　… 症状が悪化するリスク

〜怒責の禁忌〜

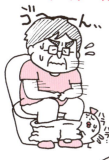

① 頭蓋内圧亢進症状のある人
② 重度の高血圧
③ 動脈瘤のある人
④ 重篤な心疾患

怒責により血圧が上昇し、脳出血、動脈瘤の破裂、心疾患の悪化のリスクがある

その他にも、妊婦さんや高齢者、乳児には慎重投与が必要!!

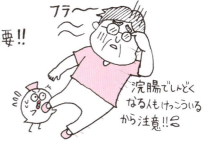

浣腸でしんどくなる人もけっこういるから注意!!

〜手順〜

① 患者さんのところへ行く前に浣腸液を温める

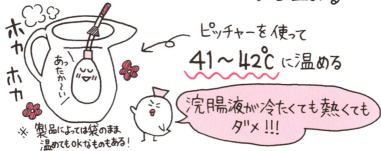

ピッチャーを使って 41〜42℃ に温める

浣腸液が冷たくても熱くてもダメ!!!

※製品によっては袋のまま温めてもOKなものもある!

② 患者さんに浣腸を行うことを説明する

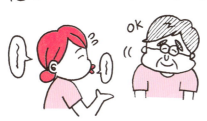

事前に排尿やバイタルサイン測定を済ませておこう!

③ カーテンを閉め、患者さんには左側臥位になってもらう

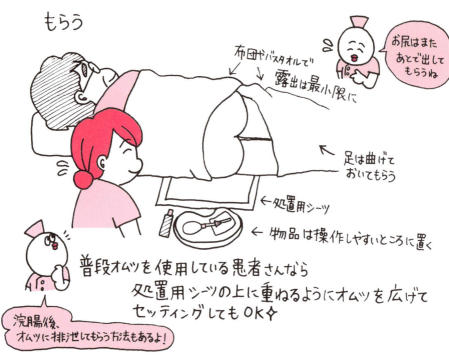

④ エプロン、手袋を装着、グリセリン浣腸液のカテーテル部分に液を満たす

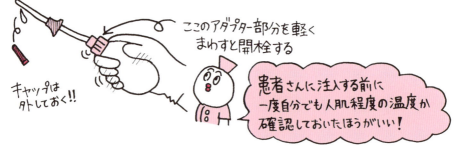

⑤ ガーゼに潤滑剤をつけ、カテーテルの先端から10cmほどに塗る（しっかり塗ったほうがすべりがいいよ！）

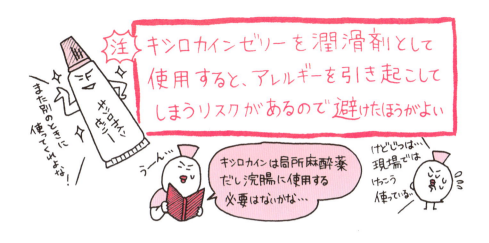

⑥ 患者さんに声をかけて殿部を露出し、口でゆっくり呼吸して力を抜いておいてもらう

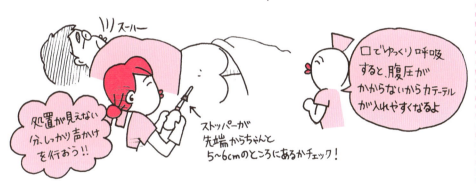

⑦ 利き手でグリセリン浣腸のカテーテルの先端部分を持って、肛門から6cm程度挿入する

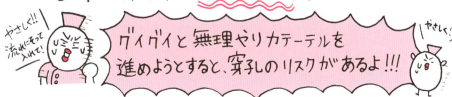

⑧ カテーテルを挿入できたら、浣腸液の入っている容器部分を押して、ゆっくりグリセリン液を注入する

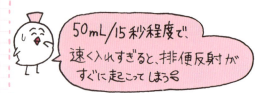

50mL/15秒程度で、速く入れすぎると、排便反射がすぐに起こってしまう♪

⑨ 注入時、患者さんの様子を観察したり、声かけを行う

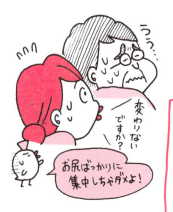

うぅ…
変わりないですか？
お尻ばっかりに集中しちゃダメよ！

☆患者さんの顔色、不快感、腹痛、冷感などに注意しながら行う！！

こんなときはすぐに先輩に報告
・浣腸時、顔色が悪くなったり、強い腹痛、強い気分不良の訴えの出現
→ すぐに浣腸を中断、バイタルサイン測定を行い報告。血圧変動によるものや、カテーテル挿入による腸管損傷や穿孔などの可能性がある

⑩ 浣腸液を注入したら、肛門にトイレットペーパーを挟むなどして1～3分ほど我慢してもらってから排便してもらう

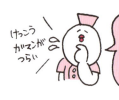

けっこうガマンがつらい

十分な効果を得るには3分ほど我慢するのがいいけれど、どうしても我慢がムリだったら排泄してもらっていいよ…♪

ちょっと効果は薄いかも

⑪ 歩ける人はトイレ歩行してもらい、患者さんの状態によっては ポータブルトイレなどを用意しておく

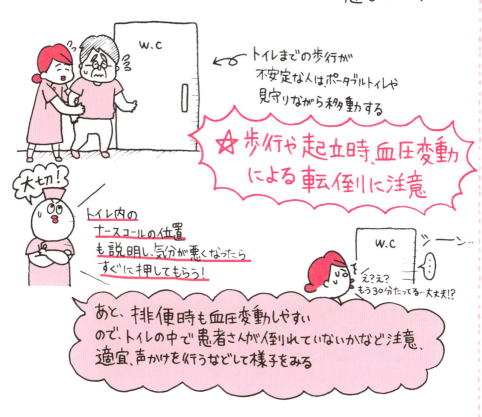

⑫ 排便後、便の観察や患者さんの全身状態、爽快感の有無などを観察し記録する

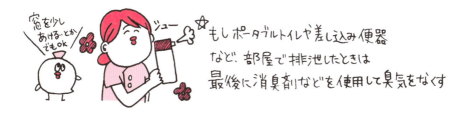

先輩NSにきかれるポイント

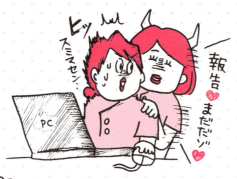

① 浣腸時の患者さんの体位は？理由は？

A. 左側臥位（またはシムス位）

腸の構造的に浣腸液が直腸、S状結腸、下行結腸まで流れていきやすいから

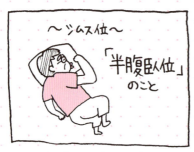

～シムス位～
「半腹臥位」のこと

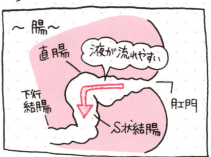

～腸～
直腸
液が流れやすい
下行結腸
S状結腸
肛門

② 浣腸液が熱すぎるとどうなる？冷たすぎるとどうなる？

A. 熱いと粘膜損傷する可能性がある

冷たいと、毛細血管の収縮により血圧上昇や悪寒や腹痛を引き起こしやすい

人肌でね

Q3 もし、カテーテルを入れたときに抵抗があって入りにくかったらどうする?

A. 患者さんに力が入っており、カテーテルが入らないときは口で呼吸してもらい、潤滑剤をしっかり塗って再度挿入する。宿便のときは、摘便を考慮する。また、痔の可能性もあるので痛みがあるときは無理にカテーテルを押し進めない

Q4 もし、トイレに行けない、体動が困難な患者さんだったら、排便時どう介助する?

A. ベッド上で差し込み便器使用を考慮する 腰を上げるなどが難しければ患者さんと相談して、浣腸後オムツ内で排泄してもらい、陰部洗浄するなども考慮する

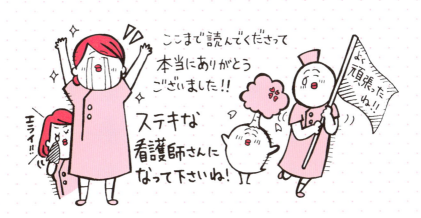

参考文献

① 医療情報科学研究所. 看護技術がみえる vol.2：臨床看護技術.
東京, メディック・メディア, 2013, 386p.
② 鎮目美代子ほか監. ひと目でわかるスーパービジュアル看護技術.
東京, 成美堂出版, 2015, 255p.
③ 猪又克子ほか監. Photo & Movie 臨床看護技術パーフェクトナビ.
東京, 学研メディカル秀潤社, 2008, 334p.
④ 村本淳子ほか編. 一目でわかる糖尿病といわれた人の看護Q&A：はじめて看護する人に役立つ基礎知識と考え方. 東京, ヌーヴェルヒロカワ, 2003, 318p.
⑤ 竹尾惠子監：看護技術プラクティス. 第3版.
東京, 学研メディカル秀潤社, 2015, 602p.
⑥ 日本糖尿病学会編著. 糖尿病診療ガイドライン2016. 東京, 南江堂, 2016, 522p.
⑦ 百田武司編著. ナースのためのベッドサイドで活用できる意識レベル・神経症状のとりかた・みかた. 大阪, メディカ出版, 2017, 144p.

索引

A〜Z
SpO₂	8
──の基準値	14

あ行
異常呼吸音	11
一時的導尿	118
インスリン注射	102
押し子アラーム	158

か行
カテーテルの固定	134
簡易酸素マスク	75
浣腸の禁忌	164
気泡アラーム	149
逆血	48
空腹時血糖	92
グリセリン浣腸	164
血圧の基準値	12
血管の走行	24
血糖値	92
見当識	42
口腔吸引	84
口腔と鼻腔の構造	84
高血圧	13
呼吸回数	11
混合型インスリン製剤	105

さ行
酸素吸入時の加湿	80
酸素投与器具	75
酸素投与終了時の片付け	80
酸素ボンベの使用可能時間	69
三方活栓の向き	156
残量アラーム	159
持効型溶解インスリン製剤	106
持続的導尿	118
シムス位	170
充填圧	69
徐脈	10

シリンジポンプ 140
シリンジポンプ	140
真空採血管の採血の順番	29
水銀体温計	9
正常な尿の性状	118
成人の1日尿量	118
絶対的適応	102
相対的適応	103
速効型インスリン製剤	104

た行
中央配管	74
中間型インスリン製剤	105
注射の穿刺部位	37
超速効型インスリン製剤	104
低血圧	13
滴下速度	62
──が変わりやすいとき	63
ドアアラーム	149
導尿	118
怒責の禁忌	165

な行
尿道口の解剖	119

は行
バッテリーアラーム	150,159
鼻カニューレ	75
鼻腔吸引	84
皮膚の構造	32
頻脈	10
閉鎖式カテーテルキット	127
閉塞アラーム	149,158

や行
輸液バッグの準備方法	52
輸液ポンプ	140
輸液ルートに空気や気泡が入ったときの対応	54

ら行
リザーバー付き酸素マスク	76
留置針の構造	59

あとがき

　最後まで読んでくださって、本当にありがとうございました。

　新人看護師さん向けの看護技術本は、いつか描（書）きたいと思っていました。
　私自身が要領の悪い、新人看護師だったからです。

　国家試験を終えた新人時代の私は、テレビドラマのようなキラキラした看護師生活を想像していました。キレイな大きな病院で、ナース服を着て、ハートフルなドラマさながらの看護をして……と。

　しかし、実際に配属された先に待っていたのは、膨大な勉強と怖いプリセプターでした（今では、あのころ怖かったのは先輩の愛だとわかるが、当時はめちゃくちゃ怖かった）。

　毎日ヘトヘトになって帰るが、家では看護技術の復習と、疾患の勉強、薬剤を調べて明日の予習をする。病院に行くと、カルテからの膨大な情報収集と予定外の看護技術、そして怖いプリセプター。

　毎日精神的・肉体的に限界で、参考書を開いても情報量が多くて、もはや何が大事なのかわからず、とりあえず先輩に何を聞かれても大丈夫なようにメモ帳に参考書の内容をそのまま書き写していました。

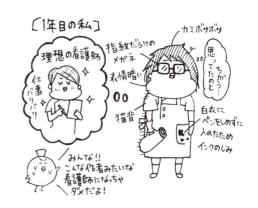

そして、先輩に質問されたときにメモに書いた難しい内容の言葉をそのまま音読で返す。

　「それ、理解できてる？」「日本語しゃべって」と、とうぜん返り討ちに。泣き腫らした目で、ベッドサイドに行っていたため、よく患者さんに心配をかけていたような看護師でした……。

　現在、看護師9年目になりますが、今自分が先輩の立場になってようやく、あのとき先輩が理解しているかどうか聞きたかったのはこの点だな……とか、理解せずに看護技術をやろうとしていた恐ろしさ（そりゃ怒られる）などがわかるようになり、「先輩に聞かれる点などについて、あのころの自分に教えてあげたかった……」と思っていました。今回、こんな普通の看護師である私の看護技術本を描きたいという気持ちを実現させてくださった出版社の皆様。素人相手に根気よく丁寧に教えてくださった編集者の皆様。監修にかかわってくださった、先生・先輩看護師さん。支えてくれた家族、友人には本当に感謝でいっぱいです。

　そして、この本を読んでくださった読者の方々に心より感謝申し上げます。

　たくさん、つらいことや楽しいことがある看護師生活ですが、笑って2年目看護師になれるように応援しております。

2017年12月
中山有香里

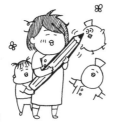

著者
中山有香里

平成21年に看護師国家試験に合格。同年から、大学病院の呼吸器内科・感染症内科に配属。平成26年より医療法人まつおかクリニックに勤務。平成27年より看護師兼イラストレーターとして活動する。

監修
小林正尚

平成23年に医師国家試験に合格。同年から、市立奈良病院、奈良県立医科大学附属病院にて初期研修をし、平成25年に同大学病院の総合診療科に入局。日本内科学会認定内科医。

スペシャル協力者
山中久美

ズルいくらいに1年目を乗り切る看護技術

2018年2月1日発行　第1版第1刷
2022年6月30日発行　第1版第11刷

著　者　中山 有香里（なかやま　ゆかり）
発行者　長谷川 翔
発行所　株式会社メディカ出版
　　　　〒532-8588
　　　　大阪市淀川区宮原3-4-30
　　　　ニッセイ新大阪ビル16F
　　　　https://www.medica.co.jp/

編集担当　詫間大悟／出路賢之介
装　　幀　小守いつみ（HON DESIGN）
印刷・製本　株式会社シナノ パブリッシング プレス

© Yukari NAKAYAMA, 2018

本書の複製権・翻訳権・翻案権・上映権・譲渡権・公衆送信権（送信可能化権を含む）は、(株)メディカ出版が保有します。

ISBN978-4-8404-6493-2　　Printed and bound in Japan

当社出版物に関する各種お問い合わせ先（受付時間：平日9：00～17：00）
●編集内容については、編集局 06-6398-5048
●ご注文・不良品（乱丁・落丁）については、お客様センター 0120-276-115